高等教育自学考试融媒体配套辅导

学前卫生学
核心考点精解

本书编写组　编

中国教育出版传媒集团

高等教育出版社·北京

图书在版编目（ＣＩＰ）数据

学前卫生学核心考点精解／《学前卫生学核心考点精解》编写组编.－－北京:高等教育出版社，2023.3
ISBN 978－7－04－059673－1

Ⅰ.①学…　Ⅱ.①学…　Ⅲ.①学前儿童-儿童少年卫生学　Ⅳ.①R179

中国国家版本馆 CIP 数据核字（2023）第 006802 号

XUEQIAN WEISHENGXUE HEXIN KAODIAN JINGJIE

| 策划编辑　袁　畅 | 责任编辑　袁　畅 | 封面设计　贺雅馨 | 版式设计　杨　树 |
| 责任绘图　黄云燕 | 责任校对　陈　杨 | 责任印制　刁　毅 | |

出版发行	高等教育出版社	网　　　址	http://www.hep.edu.cn
社　　址	北京市西城区德外大街 4 号		http://www.hep.com.cn
邮政编码	100120	网上订购	http://www.hepmall.com.cn
印　　刷	肥城新华印刷有限公司		http://www.hepmall.com
开　　本	787mm×1092mm　1/16		http://www.hepmall.cn
印　　张	10.75		
字　　数	230 千字	版　　次	2023 年 3 月第 1 版
购书热线	010-58581118	印　　次	2023 年 3 月第 1 次印刷
咨询电话	400-810-0598	定　　价	39.00 元

本书如有缺页、倒页、脱页等质量问题,请到所购图书销售部门联系调换

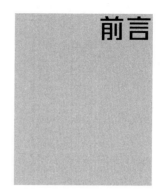
前言

    为帮助参加全国高等教育自学考试学前教育专业的考生更好地学习、应考,在最短的时间内掌握更多的知识,顺利通过考试,我们精心编写了这本《学前卫生学核心考点精解》。

    本书根据全国高等教育自学考试指导委员会颁布的考试大纲,依照新版教材,参照最新考试题型编写而成,全面覆盖了考试大纲所要求掌握的知识点,且重点突出,在内容和形式上保证了本书的专业性和准确性。

    建议考生将本书与相应教材配套使用,通过系统性练习,加深对该学科重点内容的理解和记忆,掌握常用解题方法和技巧,全面巩固知识点。本书中的每一章由教材知识思维导图,(本章)考核知识点与考核要求,重难点知识精讲(包括真题训练、知识延伸、案例分析),同步强化练习,参考答案及解析等部分构成。

    每章的第一部分教材知识思维导图为考生梳理每一章知识要点及各个知识点之间的联系,为考生展示一个整体的知识框架,使考生对本章内容一目了然。第二部分(本章)考核知识点与考核要求,是根据考试大纲整理出来的要求考生识记、领会、应用的内容,使考生能够以最快的速度抓住考试重点,进行有针对性的学习。第三部分重难点知识精讲为考生整理了本章知识的重点及难点,将教材中复杂的理论简单化,并配有“真题训练”“知识延伸”“案例分析”栏目,每道真题后都有参考答案及详细的解析,考生可以边学边做题,随时在本书中查阅教材知识要点,方便省时、加深记忆。最后两部分分别是同步强化练习、参考答案及解析。通过对知识的应用,考生能巩固对知识点的记忆,同时能及时检测对知识点的掌握程度。

    在后附的模拟试卷中,每道题均附有详细的参考答案及解析,且题型及难度与真题相仿。通过精准的预测、深入的要点分析、详细的解析,本书力求切实提高考生的综合应试能力,满足考生科学地进行自我考评的需求。

    本书还配有免费数字资源,包括两套真题。扫描封面二维码,即可在线答题。

    考生的成功是我们最大的心愿,考生的支持是我们最大的动力,考生的需要就是我们努力的方向。我们诚挚希望本书能助考生一臂之力。同时,书中的不足之处敬请各位专家和同仁不吝指正。

编　者

目录

绪　论 1

一、教材知识思维导图 1

二、考核知识点与考核要求 1

三、重难点知识精讲 1

考点一：学前卫生学的研究对象、任务和内容 1

考点二：学前卫生学研究的基本方法 2

四、同步强化练习 3

五、参考答案及解析 4

第一章　学前儿童健康与促进 5

一、教材知识思维导图 5

二、本章考核知识点与考核要求 5

三、重难点知识精讲 6

考点一：健康基本概念 6

考点二：学前儿童健康解读 7

考点三：学前儿童健康促进 10

四、同步强化练习 13

五、参考答案及解析 14

第二章　学前儿童身体特点与保健 17

一、教材知识思维导图 17

二、本章考核知识点与考核要求 17

三、重难点知识精讲 18

考点一：人体基本形态   18

考点二：人体基本结构   18

考点三：运动系统的特点与保健   19

考点四：呼吸系统的特点与保健   20

考点五：循环系统的特点与保健   22

考点六：消化系统的特点与保健   23

考点七：泌尿系统的特点与保健   24

考点八：内分泌系统的特点与保健   25

考点九：神经系统的特点与保健   26

考点十：感觉器官的特点与保健   28

四、同步强化练习   30

五、参考答案及解析   31

第三章   学前儿童生长发育与保健   34

一、教材知识思维导图   34

二、本章考核知识点与考核要求   34

三、重难点知识精讲   35

考点一：生长发育   35

考点二：学前儿童生长发育规律   35

考点三：各年龄儿童生长发育特点   36

考点四：学前儿童生长发育测量与评价   40

四、同步强化练习   42

五、参考答案及解析   44

第四章   学前儿童心理卫生与保健   47

一、教材知识思维导图   47

二、本章考核知识点与考核要求   47

三、重难点知识精讲   48

考点一：学前儿童心理健康与保健   48

考点二：学前儿童问题行为的产生与识别   50

考点三：学前儿童问题行为的预防与管理   51

考点四：幼儿园常见问题行为预防及矫正   53

考点五：学前儿童常见心理障碍及预防   56

四、同步强化练习   60

五、参考答案及解析   61

第五章　学前儿童疾病预防与护理　　64

一、教材知识思维导图　　64

二、本章考核知识点与考核要求　　64

三、重难点知识精讲　　65

考点一：学前儿童疾病的成因及预防　　65

考点二：疾病的早发现　　66

考点三：常用护理技术　　67

考点四：呼吸系统常见病　　70

考点五：消化系统常见病　　72

考点六：口腔及五官常见病　　74

考点七：皮肤常见病　　76

考点八：常见营养性疾病　　77

考点九：传染病的流行病学特征及预防　　80

考点十：幼儿园常见传染病及预防　　81

考点十一：幼儿常见寄生虫疾病及预防　　87

四、同步强化练习　　88

五、参考答案及解析　　91

第六章　学前儿童饮食营养与保健　　96

一、教材知识思维导图　　96

二、本章考核知识点与考核要求　　96

三、重难点知识精讲　　97

考点一：饮食、营养与健康的关系　　97

考点二：维持人体生命与健康所必需的营养素　　97

考点三：维持人体生命活动的热能　　103

考点四：各类食物的营养贡献　　104

考点五：学前儿童的进食　　106

考点六：学前儿童的膳食指南与平衡膳食　　107

考点七：学前儿童饮食行为习惯的培养　　108

考点八：集体儿童的膳食管理　　108

四、同步强化练习　　110

五、参考答案及解析　　112

第七章　学前儿童意外伤害与急救　　115

一、教材知识思维导图　　115

　　二、本章考核知识点与考核要求　　　　　　115

　　三、重难点知识精讲　　　　　　　　　　　116

　　　　考点一：学前儿童意外伤害的基本情况及分类　　116

　　　　考点二：学前儿童意外伤害的特点　　116

　　　　考点三：学前儿童意外伤害的常见诱因　　116

　　　　考点四：学前儿童意外伤害的预防　　117

　　　　考点五：幼儿园的安全管理　　119

　　　　考点六：幼儿园的安全教育　　120

　　　　考点七：意外伤害的急救处理程序　　121

　　　　考点八：常用急救技术　　121

　　　　考点九：常见意外伤害的处理方法　　123

　　四、同步强化练习　　　　　　　　　　　127

　　五、参考答案及解析　　　　　　　　　　129

第八章　学前儿童在园卫生与保健　　　　　132

　　一、教材知识思维导图　　　　　　　　　132

　　二、本章考核知识点与考核要求　　　　　132

　　三、重难点知识精讲　　　　　　　　　　133

　　　　考点一：幼儿园一日生活安排　　133

　　　　考点二：幼儿一日生活保育内容及要求　　133

　　　　考点三：幼儿生活与卫生习惯养成　　135

　　　　考点四：教育活动卫生的科学依据　　135

　　　　考点五：各类教育活动的卫生保健要求　　136

　　　　考点六：幼儿园环境卫生要求　　138

　　　　考点七：幼儿园保健工作内容　　139

　　四、同步强化练习　　　　　　　　　　　141

　　五、参考答案及解析　　　　　　　　　　142

模拟演练试卷（一）　　　　　　　　　　　144

模拟演练试卷（一）参考答案及解析　　　　148

模拟演练试卷（二）　　　　　　　　　　　154

模拟演练试卷（二）参考答案及解析　　　　158

绪 论

一、 教材知识思维导图

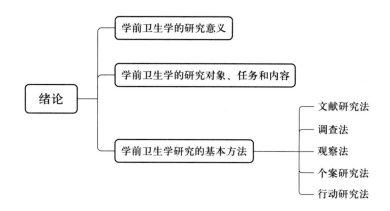

二、 考核知识点与考核要求

本章需领会的内容有:学前卫生学的研究对象、任务和内容。

本章需简单应用的内容有:运用文献研究法查找资料,撰写文献综述;运用观察法、个案研究法收集学前儿童健康信息。

三、 重难点知识精讲

考点一: 学前卫生学的研究对象、任务和内容

（1）研究对象:0~6 岁儿童。

（2）任务:保护和促进学前儿童身心正常发育、维护和增进学前儿童健康。

（3）学前卫生学围绕以下内容展开:① 健康与健康促进;② 疾病与预防;③ 膳食与营养;④ 保护与照料。

【真题训练】

1.（2020.10）①（单项选择题）：学前儿童行为习惯养成属于学前卫生学研究领域中的（   ）。

A．健康与健康促进领域　　　　　　　B．疾病与预防领域

C．膳食与营养领域　　　　　　　　　D．保护与照料领域

【答案】D

【解析】学前卫生学研究领域中的保护与照料领域研究学前儿童常见意外伤害的发生原因、幼儿园安全管理及急救技术，探讨如何提升幼儿教师的安全意识和安全防护能力，提高幼儿的自护能力；研究学前儿童良好行为习惯和生活方式的养成，幼儿园教育活动的卫生保健；研究幼儿园日常保健工作内容及管理。

2.（2020.8）（单项选择题）：学前卫生学的研究对象是（   ）。

A．0～3 岁儿童　　　　　　　　　　B．0～6 岁儿童

C．3～6 岁儿童　　　　　　　　　　D．0～7 岁儿童

【答案】B

【解析】学前卫生学以 0～6 岁儿童为研究对象。

考点二：学前卫生学研究的基本方法

（一）文献研究法

文献研究法是指根据一定的目的，通过搜集、梳理和分析文献资料而进行的研究。它在学前卫生学中常用于研究某些问题，制定某项政策，或开展某项工作前收集信息。

（二）调查法

调查法是调查者采用访谈、问卷、测验、座谈、测量等多种方式收集所要研究对象的信息，并对信息进行统计学或理论分析（定量或定性分析）的一种研究方法。调查法常用于现状研究，或比较、追踪研究等。

（三）观察法

观察法是指在自然情境或预设情境下，通过感官或借助一定的仪器设备，有目的、有计划地对现象或行为进行考察、记录、分析的一种研究方法。观察法常用于观察幼儿的行为、情绪变化等。录音、录像、照相等观察技术可提高幼儿园保健观察的有效性。

（四）个案研究法

个案研究是对单一个体、单一群体或某事件进行的深入具体的研究，又称案例研究。

_____

① 2020.10 指本题为 2020 年 10 月考试真题。

（五）行动研究法

行动研究是指在自然、真实的教育环境中,教育实践工作者按照一定的操作程序,综合运用多种研究方法与技术,以解决教育实际问题为目标的一种研究方法。

【真题训练】

（2021.4）（单项选择题）:追踪研究多动症患儿可以使用(　　)。

A. 文献研究法　　　　　　　　　　B. 调查法

C. 观察法　　　　　　　　　　　　D. 个案研究法

【答案】D

【解析】个案研究法在卫生学中应用范围广泛,如追踪研究多动症患儿、感觉统合失调患儿、幼儿攻击行为、幼儿退缩行为等。

四、 同步强化练习

1. 单项选择题

（1）调查者采用访谈、问卷、测验、座谈、测量等多种方式收集所要研究对象的信息,并对信息进行定量或定性分析的研究方法是(　　)。

A. 调查法　　　　　　　　　　　　B. 观察法

C. 个案研究法　　　　　　　　　　D. 行动研究法

（2）对某幼儿园过去五年意外伤害发生状况的研究可以运用(　　)。

A. 文献研究法　　　　　　　　　　B. 调查法

C. 观察法　　　　　　　　　　　　D. 个案研究法

（3）通过感官或借助一定的仪器设备,有目的、有计划地对现象或行为进行考察、记录、分析的研究方法是(　　)。

A. 观察法　　　　　　　　　　　　B. 调查法

C. 个案研究法　　　　　　　　　　D. 行动研究法

（4）对单一个体、单一群体或某事件进行深入具体研究的方法是(　　)。

A. 文献研究法　　　　　　　　　　B. 调查法

C. 个案研究法　　　　　　　　　　D. 行动研究法

（5）在自然、真实的教育环境中,教育实践工作者按照一定的操作程序,综合运用多种研究方法和技术,以解决教育实际问题为目标的研究方法是(　　)。

A. 个案研究法　　　　　　　　　　B. 文献研究法

C. 调查法　　　　　　　　　　　　D. 行动研究法

2. 简答题

学前卫生学重点围绕哪些领域开展研究?

五、 参考答案及解析

1. 单项选择题

（1）【答案】A

【考点】调查法

【解析】调查法是调查者采用访谈、问卷、测验、座谈、测量等多种方式收集所要研究对象的信息,并对信息进行统计学或理论分析(定量或定性分析)的一种研究方法。

（2）【答案】B

【考点】调查法

【解析】调查法在卫生学中使用广泛,常用于现状研究,或比较、追踪研究等,如对某幼儿园过去五年意外伤害发生状况的研究。

（3）【答案】A

【考点】观察法

【解析】观察法是指在自然情境或预设情境下,通过感官或借助一定的仪器设备,有目的、有计划地对现象或行为进行考察、记录、分析的一种研究方法。

（4）【答案】C

【考点】个案研究法

【解析】个案研究是指对单一个体、单一群体或某事件进行深入具体的研究,又称案例研究。

（5）【答案】D

【考点】行动研究法

【解析】行动研究是指在自然、真实的教育环境中,教育实践工作者按照一定的操作程序,综合运用多种研究方法与技术,以解决教育实际问题为目标的一种研究方法。

2. 简答题

（1）健康与健康促进。（2）疾病与预防。（3）膳食与营养。（4）保护与照料。

第一章
学前儿童健康与促进

一、 教材知识思维导图

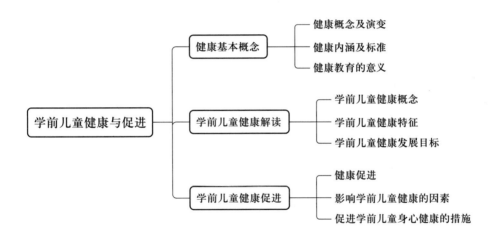

二、 本章考核知识点与考核要求

本章需识记的内容有:健康,学前儿童健康概念。

本章需领会的内容有:健康概念和健康内涵的演变及特点,学前儿童健康表现,学前儿童健康特征,学前儿童健康发展目标,健康与各影响因素之间的关系,促进学前儿童身心健康的措施。

本章需简单应用的内容有:对照学前儿童健康促进措施进行个案分析,发现问题,提出解决方法。

三、 重难点知识精讲

考点一：健康基本概念

（一）健康概念及演变

1. 人类发展早期健康的概念

（1）中国古代：生命由水、火、土、气四元素组成，这些元素平衡即为健康。

（2）古希腊希波克拉底提出"四体液学说"，认为有机体的健康决定于血、黏液、黄疸和黑疸四种体液在比例、作用和数量上的平衡。

2. 近代健康概念的演变经历的发展阶段

（1）第一阶段：生物-医学模式。

该模式产生于 19 世纪初，生物-医学模式是从疾病角度来定义健康的，强调健康是身体形态和机体功能的完好。

（2）第二阶段：生物-心理-社会模式。

该模式由美国学者恩格尔提出。他认为，人体是由生物因素、心理因素、社会因素三者共同构成的一个统一整体，三方面因素相互影响，共同决定着人的健康状况。

1948 年世界卫生组织（WHO）提出健康概念：健康不仅是没有疾病或虚弱，而是指身体的、心理的和社会的良好状态。

20 世纪 90 年代，世界卫生组织（WHO）在健康概念中增加了"道德健康"指标，指出：一个人只有在躯体、心理、生活适应和道德四个方面都健康，才算是完全健康。

3. 健康概念和健康内涵演变的特点

（1）健康概念是不断变化、演进的。

（2）人类对健康的追求是永恒的，对健康的要求不断提高。

（3）健康是多元的、广泛的，并且是相对的。

（4）健康概念的演变带来了卫生保健工作的革命。

（二）健康的内涵

健康是一个整体概念，它包括生理、心理、社会和道德四个层面。四者之间密切相关，相辅相成。其中，生理健康是健康的基础，位于整个健康系统的底层；心理健康是生理健康的必要条件，两者是紧密依存的两个方面；社会适应良好和道德健康则建立在生理健康和心理健康的基础之上。健康的内涵如表 1-1 所示。

表 1-1　健康的内涵

健康的层面	含义	表现
生理健康	能适应自然环境的变化,能有效抵制各种疾病的侵袭,并能精力充沛地完成日常活动	没有疾病,体格健壮,各项检查正常,没有不适感
心理健康	个体在适应环境过程中,保持的一种持续的、相对稳定的,知、情、意协调,并与周围环境相适应的良好状态	情绪稳定,心情愉快、有安全感,人格完整和谐、乐观向上,感觉完好等
社会适应健康	有良好的人际交往与社会适应能力	生活和工作适应能力强,具有角色转换及环境适应能力,能有效应对日常生活和工作中的压力,人际关系和谐、生活满意度高
道德健康	能遵守社会规范,参与社会活动,并具有较高尚的品质	"为己利他""无私利他"

【真题训练】

1.(2018.4)(单项选择题):强调健康是身体形态和机体功能的完好属于(　　　)。

A. 生物-医学模式　　　　　　B. 生物-心理模式

C. 医学-社会模式　　　　　　D. 生物-心理-社会模式

【答案】A

【解析】生物-医学模式是从疾病角度来定义健康的,强调健康是身体形态和机体功能的完好。

2.(2021.10)(单项选择题):健康是一个整体概念,属于健康基础的是(　　　)。

A. 生理健康　　　　　　　　B. 心理健康

C. 社会健康　　　　　　　　D. 道德健康

【答案】A

【解析】生理健康是健康的基础,位于整个健康系统的底层。

考点二:学前儿童健康解读

(一)学前儿童健康概念

1. 学前儿童健康概念和衡量指标

学前儿童健康包括身体和心理两个方面,是一种在身体上和精神上的完满状态及良好的适应能力。幼儿身心健康的重要标志:发育良好的身体、愉快的情绪、强健的体质、协调的动作、良好的生活习惯和基本的生活能力。学前儿童健康概念和衡量指标如表 1-2 所示。

表 1-2　学前儿童健康概念和衡量指标

概念	含义	指标
身体健康	生长发育速度正常,身高、体重等发育指标符合其年龄发育水平,并保持在正常范围内,且身体各器官构造正常,没有生理缺陷,功能发挥良好,能有效抵抗疾病	生长发育 生理机能
心理健康	智力发育正常,能胜任符合其年龄特征的各种游戏和学习活动;情绪稳定,反应适度,积极情绪多于消极情绪;乐于与人交往,能较快适应新环境;性格良好,表现为乐观、自信、热情、勇敢等;行为统一、协调,符合其年龄发展水平	智力 情绪 交往能力 行为 性格特征

2. 学前儿童健康的表现

(1)身高、体重等生长发育指标符合其年龄发育水平,体检各项指标达标。

(2)身体发育良好,动作协调、灵敏,具有一定的平衡能力。

(3)身体功能良好,体态正常,没有疾病。

(4)智力正常,能胜任符合其年龄特征的各种游戏和学习活动。

(5)情绪稳定,很少因为一些小事而哭闹不止,常保持愉快情绪。

(6)乐于与人交往,愿意与小朋友玩耍、分享,能较快适应新环境。

(7)性格良好,表现为活泼、开朗、自信、勇敢。

(8)行为表现符合其年龄发展水平。

【知识延伸】

学前儿童健康包括身体和心理两个方面,但是很多家长和教育者只关注儿童的身体健康,把孩子的身体照顾得可谓"无微不至",然而很多人并不知道如何对孩子的心理健康进行培养,一些人甚至根本不知道什么是心理健康,将儿童在成长中表现出来的一些异常看作成长当中的自然现象,这往往很容易导致儿童在成长过程中养成一些不良的行为习惯,甚者会造成儿童忧郁等心理疾病的出现。重生理健康,轻心理健康的现象在当下社会非常普遍。这种现象出现的最主要原因就是人们缺乏儿童心理健康方面的知识,对儿童心理健康方面的认识十分模糊。若长此以往,对儿童的身心发展极其不利。

(二)学前儿童健康特征

(1)学前儿童健康包括身体和心理健康。

(2)学前儿童健康具有易变性。

(3)学前儿童健康具有多样性。

(三)学前儿童健康发展目标

2001年教育部颁发的《幼儿园教育指导纲要(试行)》明确提出学前儿童的健康发展目

标为:

（1）身体健康,在集体生活中情绪安定、愉快。

（2）生活、卫生习惯良好,有基本的生活自理能力。

（3）知道必要的安全保健常识,学习保护自己。

（4）喜欢参加体育活动,动作协调、灵活。

2012 年教育部颁布的《3—6 岁儿童学习与发展指南》制定的不同年龄学前儿童健康领域的学习与发展目标如表 1-3 所示。

表 1-3　3—6 岁儿童健康领域学习与发展目标

一级目标	二级目标
身心状况	目标 1:具有健康的体态 目标 2:情绪安定愉快 目标 3:具有一定的适应能力
动作发展	目标 1:具有一定的平衡能力,动作协调、灵敏 目标 2:具有一定的力量和耐力 目标 3:手的动作灵活协调
生活习惯与生活能力	目标 1:具有良好的生活与卫生习惯 目标 2:具有基本的生活自理能力 目标 3:具备基本的安全知识和自我保护能力

【真题训练】

1.（2018.10）（单项选择题）:衡量学前儿童身体健康的指标主要包括(　　　)。

A. 生长发育、心智发育　　　　B. 生长发育、生理机能

C. 体格发育、情绪稳定　　　　D. 形态指标、心理指标

【答案】B

【解析】衡量学前儿童身体健康的指标主要包括:生长发育、生理机能。

2.（2018.4）（单项选择题）:学前儿童常处于健康和疾病的互换状态,这说明其健康具有(　　　)。

A. 多样性　　　　　　　　　B. 平衡性

C. 易变性　　　　　　　　　D. 稳定性

【答案】C

【解析】学前儿童健康具有易变性指的是学前儿童常处于健康与疾病的互换状态。

3.（2021.10）（单项选择题）:《3—6 岁儿童学习与发展指南》将学前儿童健康领域的学习与发展目标划分了级别,其中身心状况、动作发展、生活习惯与生活能力属于(　　　)。

A. 一级目标　　　　　　　　B. 二级目标

C. 三级目标　　　　　　　　D. 四级目标

【答案】A

【解析】《3—6 岁儿童学习与发展指南》一级目标包括 3 项内容,即身心状况、动作发展、生活习惯与生活能力。

考点三：学前儿童健康促进

（一）健康促进

1. 健康促进的概念

世界卫生组织在《渥太华宣言》中阐明:健康促进是促使人们提高、控制和改善健康的全过程,以达到身体的、精神的和社会的完美状态,确保个体或群体能确定和实现自己的愿望,满足自己的需求,改变或处理周围环境。

2. 健康促进的 5 项行动策略

健康促进的 5 项行动策略包括:建立促进健康的公共政策、发展个人健康的技能、创建健康支持性环境、重新确定健康服务的方向、加强社区行动。

（二）影响学前儿童健康的因素

学前儿童教育是多因素共同作用的结果,可分为四类:生物学因素、环境因素、行为和生活方式、卫生服务。

1. 生物学因素

生物学因素包括遗传、病原微生物(细菌、病毒、寄生虫等)、生长发育、衰老等。与生物学因素相对应的是非生物学因素,包括心理、社会、环境和文化因素及个体行为方式和生活方式等。

遗传对健康的影响表现在多个方面。大量研究资料显示,遗传对儿童身体发育的某些形态指标、生理及生化指标有明显的影响,如身高、体重、体型、血压、新陈代谢等,其中尤以身高受遗传因素的影响较为明显。

病原微生物是危害学前儿童健康的大敌。学前儿童因抵抗力弱,容易患各种传染病和感染性疾病,而任何一种疾病都将对学前儿童健康产生不同程度的影响。

2. 环境因素

环境因素包括自然环境和社会环境,两者直接或间接地影响学前儿童健康。

良好的自然环境为学前儿童提供维持和促进正常生命活动和健康发展的各种物质条件和精神条件。

社会环境包括政治、经济、文化、教育、人口、职业、社区、家庭、托幼机构等诸多因素。从宏观层面看,制度健全完善、社会和谐稳定、经济发达、物质丰盛,可促进学前儿童健康发展。从微观层面看,家庭生活氛围、家长的养育态度与教养方式、家庭成员间的关系、家庭生活方式、托幼机构设施、教师教育理念和教育方式等均对学前儿童产生直接而深刻的影响。

3. 行为和生活方式

行为是影响健康的重要因素之一。不良行为可导致疾病的发生,如儿童挑食偏食、不讲卫生、不按时睡觉等。生活方式是指人们在长期的风俗习惯、规范和家庭影响下所形成的一系列生活意识和生活习惯的统称。学前儿童普遍存在喜欢吃肉,过量摄入饮料和零食,睡眠不足,长时间看电视、上网、玩电脑游戏,不喜欢户外活动和体育活动等不健康行为和生活方式,这是导致学前儿童患肥胖症、感觉统合失调、学习障碍等疾病的主要原因。

4. 卫生服务

卫生服务是指卫生机构和卫生专业人员为防治疾病、增进健康,运用卫生资源和各种手段向个体、群体和社会提供的必要服务活动。对学前儿童而言,健全的医疗服务机构、完备的卫生保健网络、充足的疫苗供应、足够的医务人员等因素是促进健康的基本条件。

(三) 促进学前儿童身心健康的措施

1. 有规律地生活

生活有规律是指学前儿童一天的各种活动(吃、喝、拉、撒、睡、玩耍)在时间安排上要相对固定、有序,并做到动静交替,保证每天有充足的睡眠时间和丰富的活动时间。

有规律生活的好处:(1)保障机体各项活动的时间,使各器官有张有弛。(2)有规律的生活还可起到节约能量、提高效率的作用。(3)养成按时睡觉和起床、按时吃饭、每天适当运动等良好生活习惯是促进人体健康的有利因素。

2. 合理安排膳食

饮食是构建儿童身体细胞、组织、器官,保证身体健康的物质基础。促进学前儿童身体健康,合理安排饮食,保证各种营养素的摄入与机体需要一致是关键。

3. 保证睡眠充足

睡眠对学前儿童健康的作用:(1)迅速消除疲劳,恢复体力,补充能量。(2)促进大脑功能的提高。(3)促进生长发育。(4)调节和舒缓情绪。(5)提高免疫力。

4. 保证户外活动和体育锻炼

户外活动、体育游戏和运动对促进学前儿童健康有着积极意义:(1)运动可增强身体机能。(2)运动促进学前儿童身高的增长。(3)运动可促进学前儿童智力的发展。(4)运动可调节情绪,塑造学前儿童性格,增强适应能力。(5)运动可提高机体抗病能力。

《托儿所幼儿园卫生保健工作规范》(2012)明确要求,学前儿童每天户外活动和运动的时间应保证在2~3小时。

5. 提供适宜的游戏活动

游戏是学前儿童最基本的活动形式,是幼儿认识和了解外部世界、体验情感、积累生活经验的重要途径。

6. 疾病预防

学前儿童易患的感染性疾病和营养性疾病如表1-4所示。

表 1-4   学前儿童易患的感染性疾病和营养性疾病

分类	含义	代表性疾病	预防措施
感染性疾病	由病毒、细菌等病原微生物导致的疾病	上呼吸道感染、气管炎、肺炎、扁桃体炎、肠炎、水痘、手足口病、腮腺炎、痢疾、乙肝等	主要是通过预防接种、加强户外活动、保证营养和睡眠、生活有规律、讲卫生等措施来提高儿童免疫力,增强抵御感染性疾病的能力。其中,预防接种对预防传染病是最直接、最经济、最有效的措施
营养性疾病	由营养不足或营养过剩所致的疾病	缺铁性贫血、佝偻病、锌缺乏症、单纯性肥胖等	预防重点是把握平衡膳食和营养教育。一方面通过科学搭配食物,保证学前儿童获得机体所需的各种营养素及恰当的进食量;另一方面通过营养教育活动,让幼儿知晓基本的营养知识

7. 培养积极稳定的情绪

情绪分为两大类,即积极(愉快)情绪和消极(不愉快)情绪。积极情绪包括快乐、满意、兴趣、自豪、感激、爱、欢欣等;消极情绪包括愤怒、痛苦、厌恶、焦虑、恐惧、抑郁、悲伤等。

积极情绪的作用:激活认知、支持和加强认知活动、促进利他行为的产生、缓解压力、减少心因性疾病的发生、增强机体免疫力。负面情绪的危害:干扰认知活动,降低大脑功能,引发内分泌活动紊乱,使人易患癌症、高血压、心血管等疾病,并出现食欲下降、头疼、失眠、血压增高等生理症状。

8. 培养亲社会行为和交往能力

亲社会行为是指人们在交往中表现出的谦让、帮助、合作、分享等有利于他人和社会的行为。学前儿童社会交往是指学前儿童与周围人群相互交流信息、情感的过程。

9. 养成健康行为

学前儿童健康行为主要包括进行户外活动和体育活动,爱清洁、讲卫生(如早晚刷牙、饭后漱口、饭前便后洗手等),吃健康食品,不挑食、偏食,不暴饮暴食,按时睡觉和起床等。

【案例分析】

5岁的小明上中班了。长得瘦瘦小小,不爱吃蔬菜。每天午睡时,别的小朋友都睡着了,他还要在游戏区玩玩具。上了一年多的幼儿园,因为经常生病,所以从来没拿过班级的全勤奖励。

小明的班主任和小明的家长有过多次的沟通,但小明的家长认为这都是因为孩子太小,不爱吃蔬菜所以经常生病,等长大一点就好了,不午睡也不是什么大事,反正大人也不午睡。

小明家长的这些想法都是错误的。虽然每个孩子的成长都是独特的,每个孩子发展的每个阶段在时间和方式上可能有差异,但教师和家长要采取积极措施来促进学前儿童的健康。首先,有规律的生活对学前儿童来说非常重要。如幼儿每天进餐、睡眠、活动等一日生活时间应相对固定。其次,要合理安排儿童的膳食。小明不喜欢吃蔬菜,而蔬菜富含多种营养成分,过少摄入某些营养素可导致多种疾病的发生。再次,要保证睡眠充足。睡眠可以促进生长发育,提高孩子的免疫力。对于小明来说,家长要对其健康行为的养成与教师达成共识,教师要帮助小明及其家长认识到健康行为的必要性和不健康行为带来的危害,要在家校合作的氛围下培养小明的健康行为,从而促进其身心健康发展。

【真题训练】

1.(2019.4)(单项选择题):影响学前儿童健康的生物学因素之一是(   )。

A. 心理　　　　　　　　　　B. 遗传

C. 环境　　　　　　　　　　D. 行为方式

【答案】B

【解析】影响学前儿童健康的生物学因素包括遗传、病原微生物(细菌、病毒、寄生虫等)、生长发育、衰老等。

2.(2018.4)(单项选择题):谦让、帮助、合作和分享属于幼儿的(   )。

A. 亲社会行为　　　　　　　　B. 气质特点

C. 良好习惯　　　　　　　　　D. 生活方式

【答案】A

【解析】亲社会行为是指人们在交往中表现出的谦让、帮助、合作、分享等有利于他人和社会的行为。

四、 同步强化练习

1. 单项选择题

(1) 20 世纪 90 年代,世界卫生组织在原健康概念的基础上加入的指标是(   )。

A. 生理健康　　　　　　　　B. 心理健康

C. 社会适应　　　　　　　　D. 道德健康

(2) 以下选项不属于健康概念和健康内涵演变特点的是(   )。

A. 健康概念是固定不变的

B. 人类对健康的追求是永恒的,对健康的要求不断提高

C. 健康是多元的、广泛的,并且是相对的

D. 健康概念的演变带来了卫生保健工作的革命

(3) 能遵守社会规范,参与社会活动,并具有较高尚的品质属于(   )。

A. 心理健康　　　　　　　　B. 生理健康

C. 道德健康　　　　　　　　D. 社会健康

(4) 有的儿童性格外向、开朗、大方,有的儿童内向、不善言语。说明学前儿童健康具有(   )。

A. 多样性　　　　　　　　B. 平衡性

C. 易变性　　　　　　　　D. 稳定性

（5）属于学前儿童健康发展目标的是（　　）。

A. 身体健康、喜欢参加体育活动

B. 谦虚谨慎、勤俭节约

C. 博学、好问、思维活跃

D. 遵守纪律，有较强上进心

（6）影响儿童身高、体型的主要因素是（　　）。

A. 遗传因素　　　　　　　B. 营养因素

C. 体育锻炼　　　　　　　D. 生活制度

2. 简答题

（1）简述学前儿童健康的概念。

（2）简述学前儿童的健康特征。

（3）简述影响学前儿童健康的非生物学因素。

（4）简述睡眠对学前儿童健康的作用。

3. 论述题

试述健康的内涵。

4. 案例分析题

案例：瑞瑞是中班小朋友，他的身材比同龄人瘦小，并且挑食，体检时身高总是在标准身高下限位置，且换季时经常感冒。为此，他的家人很着急，想知道怎样才能让瑞瑞少生病，长高、长壮。

问题：请结合学前儿童健康促进措施进行个案分析，为瑞瑞家长提出建议。

五、　参考答案及解析

1. 单项选择题

（1）【答案】D

【考点】健康概念及演变

【解析】20世纪90年代，世界卫生组织在健康概念中增加了"道德健康"指标，指出：一个人只有在躯体、心理、生活适应和道德四个方面都健康，才算是完全健康。

（2）【答案】A

【考点】健康概念和健康内涵的演变及特点

【解析】健康概念和健康内涵演变的特点：第一，健康概念是不断变化、演进的。第二，人类对健康的追求是永恒的，对健康的要求不断提高。第三，健康是多元的、广泛的，并且是相对的。第四，健康概念的演变带来了卫生保健工作的革命。

（3）【答案】C

【考点】健康的内涵

【解析】道德健康是指能遵守社会规范,参与社会活动,并具有较高尚的品质。

(4)【答案】A

【考点】学前儿童健康特征

【解析】学前儿童健康具有多样性,每个儿童所表现出的健康状态存在个体差异。如有的儿童长得比较健壮,有的儿童长得瘦小;有的儿童性格外向、开朗、大方,有的儿童内向、不善言语。

(5)【答案】A

【考点】学前儿童健康发展目标

【解析】学前儿童健康发展目标为:(1)身体健康,在集体生活中情绪安定、愉快。(2)生活、卫生习惯良好,有基本的生活自理能力。(3)知道必要的安全保健常识,学习保护自己。(4)喜欢参加体育活动,动作协调、灵活。

(6)【答案】A

【考点】影响学前儿童健康的因素

【解析】遗传对健康的影响表现在多个方面。大量研究资料显示,遗传对儿童身体发育的某些形态指标、生理及生化指标有明显的影响,如身高、体重、体型、血压、新陈代谢等,其中尤以身高受遗传因素的影响较为明显。

2. 简答题

(1)学前儿童健康包括身体和心理两个方面,是一种在身体上和精神上的完满状态及良好的适应能力。发育良好的身体、愉快的情绪、强健的体质、协调的动作、良好的生活习惯和基本的生活能力是幼儿身心健康的重要标志。

(2)① 学前儿童健康包括身体和心理健康。② 学前儿童健康具有易变性。③ 学前儿童健康具有多样性。

(3)影响学前儿童健康的非生物学因素包括心理、社会、环境和文化因素及个体行为方式和生活方式等。

(4)① 迅速消除疲劳,恢复体力,补充能量。② 促进大脑功能的提高。③ 促进生长发育。④ 调节和舒缓情绪。⑤ 提高免疫力。

3. 论述题

健康是一个整体概念,它包括了生理、心理、社会和道德四个层面。四者之间密切相关,相辅相成。其中,生理健康是健康的基础,位于整个健康系统的底层;心理健康是生理健康的必要条件,两者是紧密依存的两个方面;社会适应良好和道德健康则建立在生理健康和心理健康的基础之上。

简单地说,生理健康是指没有疾病,体格健壮,各项检查正常,没有不适感。心理健康是指个体在适应环境过程中保持的一种持续的、相对稳定的知、情、意协调,并与周围环境相适应的良好状态。

4. 案例分析题

针对瑞瑞的情况,我们建议,第一,要有规律地生活。各种活动在时间安排上要相对固定、有序,并做到动静交替。第二,合理安排膳食。保证各种营养素的摄入。第三,保证充足的睡眠。第四,保证户外活动和体育锻炼。运动可以加快机体新陈代谢,增强学前儿童心肺功能、消化功能、运动功能和抗病能力,也可以促进学前儿童身高的增长。第五,家长要注重儿童疾病的预防,增强瑞瑞抵御疾病的能力。第六,养成健康行为习惯,包括爱清洁、讲卫生,不挑食、偏食等。通过以上措施,可以提高瑞瑞的身体素质和抵御疾病的能力。

第二章
学前儿童身体特点与保健

一、 教材知识思维导图

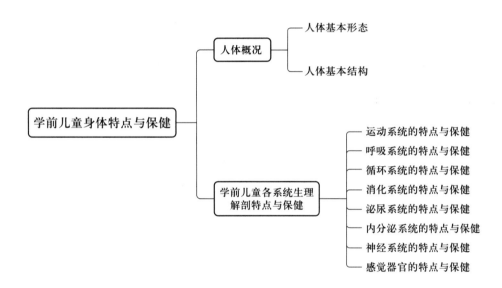

二、 本章考核知识点与考核要求

　　本章需领会的内容有：细胞、组织、器官和系统之间的关系，学前儿童骨骼、肌肉的特点和卫生保健，学前儿童脊柱、手骨和足弓的发育特点和卫生保健，学前儿童耳咽管、会厌软骨、声带的特点和卫生保健，学前儿童心血管特点和循环系统的卫生保健，乳牙的发育和卫生保健，学前儿童胃肠结构、消化腺发育特点和卫生保健，学前儿童泌尿系统的卫生保健，学前儿童大脑发育特点和卫生保健，大脑皮质功能活动特征，学前儿童眼睛和听力的卫生保健，婴幼儿味觉特点，皮肤的主要功能。

　　本章需简单应用的内容有：如何帮助学前儿童养成健康体态，指导家长合理安排学前儿童的睡眠，依据大脑皮质功能活动特征安排和组织教学活动，推荐促进婴儿触觉发展的玩具和用品。

本章需综合应用的内容有:根据学前儿童身体发育特点,总结学前儿童在生活和游戏活动中的卫生保健要点。

三、 重难点知识精讲

考点一: 人体基本形态

人体由头、颈、躯干及四肢四部分组成。

(一)头颈

头,分脑颅和面颅。脑颅内装大脑,并与椎管中的脊髓相连接。面颅分布有眼、耳、鼻、口等五官。颈部连接头和躯干。

(二)躯干

(1)躯干前面:以膈肌为界划分为胸、腹两部分。胸腔内有心脏、肺、气管等器官;腹腔内有胃、肠、肝脏、胰腺、脾脏、胆囊、阑尾和膀胱等器官。

(2)躯干后面:分为背、腰、骶三部分。

(三)四肢

四肢由上肢和下肢组成。上肢分肩、上臂、前臂和手,下肢分髋、大腿、膝、小腿和足。

考点二: 人体基本结构

(一)细胞

细胞是人体结构和功能的最基本单位。人体内有200余种细胞。人体最大的细胞是成熟的卵细胞,最小的细胞是血小板。细胞由细胞膜、细胞质和细胞核构成。

(二)组织

(1)概念:细胞经过分化形成许多形态、结构和功能不同的细胞群。通常将形态相似、结构和功能相同的细胞群称为组织。

(2)人体的四种基本组织:① 上皮组织,具有保护、分泌、吸收和排泄功能。② 结缔组织,具有连接、支持、营养和保护等多种功能。③ 肌肉组织,由许多肌细胞聚集而成,具有收缩功能。人体肌肉组织分平滑肌、骨骼肌(横纹肌)和心肌三种。④ 神经组织,由神经细胞(神经元)和神经胶质细胞组成。

(三)器官和系统

不同类型的组织经发育分化,相互结合构成具有一定形态和功能的器官。若干器官联合在一起共同完成一种或多种生理功能,便构成了系统。

人体共有八个系统,分别是运动系统、神经系统、循环系统、呼吸系统、消化系统、泌尿系统、生殖系统和内分泌系统。

【真题训练】

1.(2019.10)(单项选择题):若干器官联合在一起共同完成一种或多种生理功能,便构成了(　　)。

A. 细胞器　　　　　　　　　B.结缔组织

C. 上皮组织　　　　　　　　D. 系统

【答案】D

【解析】若干器官联合在一起共同完成一种或多种生理功能,便构成了系统。

2.(2018.10)(单项选择题):具有连接、支持、营养和保护等多种功能的是(　　)。

A. 上皮组织　　　　　　　　B. 结缔组织

C. 肌肉组织　　　　　　　　D. 神经组织

【答案】B

【解析】结缔组织具有连接、支持、营养和保护等多种功能。

考点三: 运动系统的特点与保健

● 运动系统由骨、骨连接和肌肉三部分组成。

(一) 骨

1. 骨的组成

成人有 206 块骨骼,分为躯干骨、颅骨和四肢骨。学前儿童因骨盆、腕骨和足骨尚未骨化,骨骼总数多于成人,有 300 余块。

2. 骨的结构

骨由骨膜、骨质、骨髓构成。

骨膜位于骨表层,内含丰富的血管和神经,起营养、保护作用;骨质为骨的主要成分,分骨密质和骨松质两种;骨髓充填在骨髓腔和骨松质内。

在胎儿和婴幼儿期,骨髓为红色,具有造血功能。5～7 岁后,骨髓腔逐渐被脂肪组织填充变为黄色,失去造血功能。

3. 骨的成分

骨组织由有机物和无机物两种成分构成。有机物,也称骨胶原,使骨骼具有一定的韧性和弹性,学前儿童因骨组织中有机物含量高,所以骨骼弹性大、柔韧性好、可塑性强,但硬度小。无机物,主要为钙盐,使骨骼变得坚硬。无机物的含量决定人体骨骼的坚硬度。牙齿表面的牙釉质有 96% 的化学成分是无机盐,所以牙齿是人体最坚硬的器官。年龄越小,骨骼中有机物含量越多。学前儿童因骨骼硬度不够,受重力压迫容易发生骨骼弯曲变形,或因不正确的姿态易出现驼背、脊柱侧弯、罗圈腿等。

4. 骨的生长

骨组织的生长方式有两种:一是骨膜内层的成骨细胞不断形成新的骨质,使骨骼变粗;二是长骨两端的骺软骨细胞不断生长、骨化,使骨骼变长。

5. 身体各部位的骨骼

(1)颅骨。颅骨由 23 块形状、大小不等的骨组成。

(2)脊柱。脊柱由 24 个椎骨(颈椎 7 个、胸椎 12 个、腰椎 5 个)、骶骨和尾骨连接而成。

(3)骨盆。骨盆是由骶骨、尾骨、脆骨及韧带连接而成的一个整体。它具有保护膀胱、生殖器官等腹腔脏器的作用。

(4)手骨。手骨由 8 块腕骨、5 块掌骨和 14 块指骨组成。学前儿童因腕骨骨化尚未完成,手腕力量小,手的精细动作能力差,学前儿童不宜拎重物,不提倡长时间写字、绘画等,以防手部受损伤。

(5)足弓。足骨的跗骨借韧带连接,形成向上突起的足弓。学前儿童因足底肌肉、韧带、肌腱发育不全,过多行走、站立、肥胖、负重过大等容易使足弓塌陷形成扁平足。

(二)骨连接

骨与骨之间借结缔组织、软骨或关节连接在一起,称骨连接。骨连接有两种形式,即直接连接和间接连接。

(三)肌肉

人体有 600 余块肌肉。在神经系统的支配下,肌肉通过收缩和舒张牵拉骨骼产生运动。

● 学前儿童运动系统的卫生保健

(1)培养幼儿正确的姿势,防止骨骼畸形。

(2)积极开展户外活动和体育活动,促进骨骼生长。

(3)合理安排膳食和生活,保证营养供给。

【真题训练】

(2021.10)单项选择题:运动系统的组成包括骨、骨连接和( )。

A. 四肢骨   B. 躯干骨

C. 骨骼肌   D. 肌肉

【答案】D

【解析】运动系统由骨、骨连接和肌肉三部分组成。

考点四:呼吸系统的特点与保健

● 呼吸系统由呼吸道和肺两部分组成。

（一）呼吸道

呼吸道包括鼻、咽、喉、气管、支气管，具有通气、调节空气温度和湿度、清除异物和粉尘的作用。上呼吸道包括鼻、咽、喉，下呼吸道包括气管和支气管。

1. 鼻

鼻是呼吸道起始部分，也是嗅觉器官。

婴幼儿的鼻腔相对短而狭小，鼻黏膜柔软，富有血管，受细菌、病毒感染后，容易因鼻黏膜充血、水肿，出现鼻塞和呼吸困难的症状。同时，婴幼儿鼻腔内没有鼻毛，抵抗病原体入侵的能力差，易受感染。

2. 咽

咽是呼吸和消化系统的共同通道，分别与鼻腔、口腔、喉腔相通。学前儿童的咽鼓管粗、短、直，呈水平位（成人呈斜向上）。当学前儿童咳嗽、擤鼻涕时，受压力作用容易将口咽部的细菌、病毒通过咽鼓管推入中耳，引发中耳炎。

3. 喉

喉既是呼吸通道，也是发音器官。位于咽喉下方的会厌软骨具有分流气体和食物的功能。婴幼儿神经调节和反应能力差，边吃东西边说话容易发生会厌软骨没有及时关闭，食物进入气管，出现气管异物引发窒息的情况。

声带位于喉腔两侧壁，学前儿童声带短而薄，韧性差，故声调比成人高，大声哭闹和大喊大叫容易发生声门肌肉疲劳。

4. 气管和支气管

气管由环状软骨连接而成，在下端分出左右两侧支气管，分别进入两肺。

学前儿童气管和支气管管腔狭窄，纤毛运动能力差，黏液分泌量不足，不能很好地排出病原微生物及黏液，容易发生感染，引发呼吸道阻塞。

（二）肺

学前儿童肺间质发育旺盛，血管丰富，肺泡数量少，因而肺含血量多，含气量少，气体交换能力较差。而学前儿童新陈代谢快，对氧需求量大，故机体通过加快呼吸次数来补偿其功能的不足。故成年人每分钟平均呼吸 16～20 次，学前儿童为 20～25 次。儿童年龄越小，呼吸频率越高。

- 学前儿童呼吸道系统的卫生保健
（1）养成用鼻呼吸的习惯，不要用嘴呼吸。
（2）教给其正确的擤鼻涕和打喷嚏的方法。
（3）保护嗓子，不大声叫喊。
（4）养成专心吃饭的好习惯，不边吃边说话。
（5）保持室内通风换气，开展户外活动和体育锻炼。

【真题训练】

(2021.4)(单项选择题):学前儿童的咽鼓管容易受压力作用将口咽部的细菌、病毒推入中耳而引发中耳炎,是因为学前儿童的咽鼓管粗、短、直,呈(   )。

A. 斜向上位   B. 斜向下位

C. 水平位   D. 竖直位

【答案】C

【解析】学前儿童的咽鼓管粗、短、直,呈水平位。当学前儿童咳嗽、擤鼻涕时,受压力作用容易将口咽部的细菌、病毒通过咽鼓管推入中耳,引发中耳炎。

考点五：循环系统的特点与保健

● 循环系统由心血管系统和淋巴系统两部分组成。心血管系统借助遍布全身的血管网运送各种物质出入组织,淋巴系统负责运送淋巴液进入静脉。

(一) 心血管系统

1. 心脏

心脏位于胸腔,是人体血液系统的动力器官。学前儿童因心肌收缩能力弱、心脏容积小,每搏输出血量少,机体通过加快心跳次数和泵血量来补偿其不足。年龄越小,心率越快。

2. 血管

人体有三种血管,即动脉、静脉和毛细血管。学前儿童血管内径比成人粗,毛细血管丰富,血流量大,供给组织、器官的氧和营养物质充足。

血液在血管中流动对血管壁产生的侧压力称血压(BP)。学前儿童因心脏排血量少,动脉血管弹性好,血管内径大,血液流动受到的阻力小,故血压低于成年人。年龄越小,血压越低。

3. 血液

血液由血浆和血细胞组成。血浆主要由水构成(水占 90%～92%)。血细胞分红细胞、白细胞和血小板三种。

(1)红细胞旧称红血球,是血液中数量最多的血细胞,主要成分是血红蛋白,负责携带氧和二氧化碳。学前儿童血红蛋白为 110～150 克/升,低于该标准属贫血。

(2)白细胞旧称白血球,白细胞中的嗜中性粒细胞和单核细胞具有吞噬外来微生物、机体自身坏死组织及衰老细胞的作用,是人体重要的免疫细胞。

(3)血小板是一些不具有完整细胞结构、形态不规则的胞质小块。它具有加速血凝和止血的功能。学前儿童血液中血小板含量低,凝血时间较长。

(二) 淋巴系统

淋巴系统由淋巴管、淋巴结和淋巴组织组成。学前儿童淋巴组织发育旺盛,容易出现扁桃体肿大和发炎的症状。

• 学前儿童循环系统的卫生保健

（1）经常参加户外活动和体育锻炼,增强心血管功能。

（2）保护淋巴器官。

（3）合理营养,保证铁的供给。

（4）从小预防心血管疾病。

【真题训练】

(2018.4)（单项选择题）:符合学前儿童循环系统特点的说法是(   )。

A.心率较快,血压较低   B.心率较快,血压较高

C.心率较慢,血压较低   D.心率较慢,血压较高

【答案】A

【解析】学前儿童因心肌收缩能力弱、心脏容积小,每搏输出血量少,机体通过加快心跳次数和泵血量来补偿其不足。故年龄越小,心率越快。学前儿童因心脏排血量少,动脉血管弹性好,血管内径大,血液流动受到的阻力小,故血压低于成年人。所以学前儿童的心率较快,血压较低。

考点六: 消化系统的特点与保健

• 消化系统包括消化道和消化腺两部分。

（一）消化道

消化道包括口腔、咽、食道、胃、小肠、大肠和肛门。

1. 口腔

口腔是消化道的起始部分,内含舌头、牙齿和唾液腺的开口。

人有两副牙齿,即乳牙和恒牙。刚出生时新生儿没有牙齿,乳牙通常在 6~8 个月开始萌出（1 岁内均属正常）,2 岁左右长齐,共 20 颗。6~7 岁乳牙开始脱落,恒牙在乳牙脱落的部位萌出,12~14 岁换牙结束,恒牙共 32 颗。

牙齿的结构:牙齿从外观上分为牙冠、牙根和牙颈三部分。

牙齿的生长:牙齿的生长分三个阶段,即生长期、钙化期和萌出期。0~6 岁期间钙磷等营养素供给是否充足,直接影响牙齿的坚固程度和出牙时间。学前儿童因牙釉质薄,牙质密度低,容易被酸性物质腐蚀患龋齿。

2. 胃

胃是人体重要的消化器官。学前儿童的胃容量小（3 岁胃容量约为 700 毫升,6 岁达 900 毫升）,胃蠕动较慢,胃液中消化酶含量较成人低,故消化能力较弱。

3. 小肠

小肠分十二指肠、空肠和回肠三部分。

学前儿童小肠总长度相对来说比成人长,肠蠕动慢,食道在肠道停留时间较成人长,加之婴幼儿小肠壁的通透性好,有利于各种食物在小肠被充分消化和吸收。但同时也因食物在肠道停留时间长,水分被吸收而容易造成便秘,或有害物质通过小肠壁被吸收引起中毒。学前儿童因腹腔脂肪少,小肠在腹腔固定差,容易发生肠套叠和脱肛。

4. 大肠

大肠在消化道的末段,包括盲肠、阑尾、结肠和直肠四部分。

(二) 消化腺

1. 唾液腺

口腔有三对唾液腺,分别为腮腺、下颌腺和舌下腺。刚出生的新生儿唾液腺尚未发育成熟,3~4 个月后唾液分泌量明显增多,开始分泌淀粉酶。婴儿到 4 个月左右才具备消化淀粉类食物的能力。

2. 胰腺

胰腺主要分泌胰液和胰岛素。婴幼儿胰腺发育不完善,消化淀粉、脂肪和蛋白质的能力较弱,容易出现消化不良的现象。

3. 肝脏

肝脏是人体最大的腺体,位于腹腔右上部,分左右两叶。学前儿童肝脏体积相对来说比成人大,5 岁前在右肋缘下 1~2 厘米处可摸及(正常成年人在肋缘下无法摸及)。学前儿童肝脏血管丰富,胆汁分泌较少,消化脂肪的能力和解毒功能较差,故不宜吃太油腻的食物。

- 学前儿童消化系统的卫生保健

(1) 饭后漱口,早晚刷牙。
(2) 适当控制甜食,睡前不吃糖果点心。
(3) 定时大便。
(4) 科学安排膳食。

【真题训练】

(2018.10)(单项选择题):学前儿童容易发生肠套叠和脱肛的原因是(　　)。

A. 小肠相对较长　　　　　　B. 小肠吸收能力弱
C. 小肠固定性差　　　　　　D. 小肠蠕动较慢
【答案】C
【解析】学前儿童因腹腔脂肪少,小肠在腹腔固定差,容易发生肠套叠和脱肛。

考点七：泌尿系统的特点与保健

- 泌尿系统由肾(也叫肾脏)、输尿管、膀胱和尿道组成。

(一) 肾脏

肾脏内部的主要结构为肾皮质。肾皮质由 100 多万个肾单位(肾小球和肾小管)组成。

学前儿童肾脏比成人相对较大,肾小管短,肾脏过滤和重吸收功能差,表现为尿浓缩能力差,尿液多。

(二)膀胱

膀胱位于盆腔内,是一个肌性囊袋,具有贮尿功能。新生儿不具备控制排尿的能力,通常膀胱中的尿量一多就自动排出。人体控制排尿的能力随神经系统的发育而逐渐成熟。一般2岁左右的儿童白天能主动控制排尿,但夜间不一定能控制,故多有尿床现象。3岁左右的儿童夜间能主动控制排尿,尿床次数减少。学前儿童因膀胱容量小,贮尿能力差,年龄越小,每天排尿次数越多。

(三)尿道

尿道是膀胱通向体外的排尿管道。学前儿童尿道较成人短,尤其是女孩尿道更短,加之女孩尿道外口接近肛门,容易被粪便污染,使细菌上行致尿道感染。

- 学前儿童泌尿系统的卫生保健
(1)养成不憋尿的习惯。
(2)多饮水、多排尿。
(3)保持外阴清洁,防止感染。

【真题训练】

(2019.10)(单项选择题):多饮水,多排尿可以预防(　　　)。

A. 肥胖症　　　　　　　　　　B. 尿路感染

C. 心血管疾病　　　　　　　　D. 消化道疾病

【答案】B

【解析】每天要保证儿童饮用一定量的白开水,每天有一定尿液排出。排尿的好处:一是及时将体内的代谢废物随尿液带出体外,保持机体内环境的稳定;二是通过排尿清洁尿道、膀胱和输尿管,预防尿路感染。

考点八:内分泌系统的特点与保健

- 内分泌系统由许多内分泌腺、内分泌组织和内分泌细胞组成。人体的内分泌腺包括:脑垂体、甲状腺、甲状旁腺、肾上腺、胰腺、胸腺、松果体及性腺等。内分泌腺通过分泌激素释放到血液中发挥调节作用。

(一)脑垂体

脑垂体可分泌的激素:生长激素、促甲状腺素、促肾上腺素、催乳素、促黑素细胞激素、促性腺素、抗利尿激素等。

生长激素对学前儿童的生长发育至关重要,直接影响儿童身高、体重的增长。

脑垂体分泌的抗利尿激素有促进肾小管对水重吸收的作用,从而浓缩尿液,减少尿量。婴幼儿抗利尿激素分泌量较成人少,尿浓缩能力差,夜间排尿次数多。

(二)甲状腺

甲状腺位于气管上端两侧,分左右两叶,呈"H"状,由大小不等的腺泡组成。甲状腺分泌的甲状腺激素,具有调节机体新陈代谢、兴奋神经系统、促进骨骼生长的作用。

(三)胰岛

胰岛细胞分泌的胰岛素参与人体糖、蛋白质和脂肪的代谢,调节血糖浓度,使血糖维持在正常水平。

- 学前儿童内分泌系统的卫生保健
(1)保证儿童充足的睡眠。
(2)缺碘地区儿童要食用碘盐。

【真题训练】

(2021.4)(单项选择题):分泌不足会导致学前儿童身材矮小甚至患侏儒症的是(   )。

A. 甲状腺素   B. 生长激素

C. 促甲状腺素   D. 促性腺素

【答案】B

【解析】如果生长激素分泌不足,会导致学前儿童生长发育迟缓、身材矮小,患侏儒症。

【案例分析】

3岁的星星一直是爷爷奶奶带的,在睡眠上老人一直由着星星的性子,星星有时候玩到晚上十一二点才睡。上了幼儿园之后,星星早上七点就要起床,很多时候早上上学路上还由爷爷抱着睡觉。长此以往,星星的身体健康肯定会受到影响。

要保证星星的睡眠,家长要注意以下几点:首先,白天保证充足的运动。孩子白天有足够的运动机会,有利于他的晚间入睡。其次,培养规律的睡眠时间。建立固定不变的就寝时间,建立睡觉前的程序,如洗澡、换上睡衣、刷牙、看会儿书或者讲睡前故事。这些固定不变的睡前程序可以帮助孩子在思想上一点点准备好去睡觉,坚持下来习惯就会慢慢养成了。再次,给孩子创造一个舒适的睡眠环境。检查孩子房间内的遮光和隔音效果,温度和湿度的适宜性,这样有助于提高孩子的睡眠质量。

考点九:神经系统的特点与保健

- 神经系统由中枢神经和周围神经两部分组成,是人体的管理和指挥中心。

（一）中枢神经

中枢神经系统包括脊髓和脑,分别位于脊柱椎管和颅腔内。

1. 脊髓

脊髓具有传导和反射功能。

2. 脑

脑是人体高级指挥中枢,分别由大脑、小脑、间脑和脑干组成。

（1）大脑,分左右半球,占据了颅腔内绝大部分空间。大脑与脑干紧密相连,又通过脑干与小脑和脊髓连接,是中枢神经系统最高级部分。

（2）小脑,位于脑干背面,大脑后方。儿童在 3 岁左右小脑基本发育成熟,这时儿童的动作变得准确,身体平衡性提高,走路较稳,摔跤减少。

（3）间脑,位于中脑上方,被大脑覆盖,由丘脑和下丘脑组成。

（4）脑干,位于大脑之下,分延脑、脑桥和中脑。

（二）周围神经

周围神经一端与中枢神经系统相连,包括 12 对脑神经、31 对脊神经和自主神经,另一端通过神经末梢装置往往与血管缠绕遍及全身各处,好比人体庞大的"信息服务网"。

• 大脑皮质功能活动特征

（1）始动调节。始动调节是指大脑皮质刚开始工作时效率较低,随后工作效率逐渐提高。因此教学活动要遵循由易到难,循序渐进的原则。

（2）优势法则。机体为保证大脑集中精力高效率工作,当某一皮质区域兴奋时,就使该区域形成优势兴奋灶,以保持皮质的兴奋状态,这就是大脑优势法则。

（3）动力定型。动力定型是指一系列刺激按照一定的时间、顺序先后出现,反复多次后,这种时间和顺序在大脑皮质固定下来,形成与此刺激相关的神经环路,每到固定时间大脑就自动启动这一系列活动。

（4）镶嵌式活动。随着活动性质的改变,大脑皮质的兴奋区和抑制区、工作区和休息区在空间结构、功能定位、时间分配上发生相应的轮换,称为镶嵌式活动。

（5）保护性抑制。

总体而言,学前儿童在进行高级神经活动时,脑皮质的兴奋大于抑制。年龄越小,大脑皮质的兴奋越占优势,故婴幼儿常表现出控制能力差,好动不好静,注意力持续时间短、易疲劳等特点。

• 学前儿童神经系统的卫生保健

（1）精心安排幼儿园各项教育教学活动。

（2）保证营养物质和新鲜的空气。

【真题训练】

（2020.10）（单项选择题）:关于大脑发育特点的说法,正确的是(　　)。

A. 大脑在人清醒的时候开始工作

B. 大脑是中枢神经系统最高级部分

C. 8 岁时神经纤维髓鞘化完成

D. 一个神经冲动传遍身高 1.8 米的成年人身体只需 0.5 秒

【答案】B

【解析】大脑 24 小时都处于工作状态,即便人在睡眠时也在不停工作。同时,大脑具有强大的信息传递和加工能力,一个神经冲动传遍身高 1.8 米的成年人身体通常只需 0.2 秒。6 岁左右神经纤维髓鞘化完成。大脑与脑干紧密相连,又通过脑干与小脑和脊髓连接,是中枢神经系统最高级部分。

考点十:感觉器官的特点与保健

人体感觉器官包括眼、耳、鼻、舌、皮肤,它们是机体感知外界信息的重要通道。

(一)眼(眼睛)

眼由眼球及辅助装置组成,是人体的视觉感受器官。

1. 眼的结构及功能

眼球的构成:眼球壁(三层膜结构,由外向内依次为纤维膜、血管膜和视网膜);内容物(包括房水、晶状体、玻璃体)。

眼内容物与角膜共同构成了折光系统。

2. 眼的成像与调节

婴幼儿眼睛发育不成熟,因眼球前后径较短,物像不能聚焦在视网膜,多为生理性远视。通常到 6 岁左右,随眼球的发育,儿童视力从远视逐渐变为正视。尽管婴幼儿为生理性远视,但因眼睛晶状体弹性大,眼调节能力强,故婴幼儿仍能看清近物。但随着年龄增加,晶状体的弹性逐渐下降,折光能力减弱,故老年人会看不清近物。

3. 眼辅助装置

眼辅助装置包括眼睑、结膜、泪器(泪腺和泪道)和眼肌等一些结构,分别具有保护眼球,营养眼球,润滑、杀菌,支配眼球运动等作用。

4. 学前儿童眼睛的卫生保健

(1)提供适宜的视觉刺激,促儿童视觉发展。

(2)科学用眼,预防近视。

(3)定期检测视力。

(二)耳

1. 耳的结构和功能

耳由外耳、中耳和内耳三部分组成。外耳包括耳郭、外耳道和鼓膜。中耳包括鼓室和咽鼓管。内耳由半规管、前庭和耳蜗组成。

2. 听觉和位觉的形成

人的听觉发育较早,胎儿 20 周时已能听到母亲的心跳。新生儿一出生就具有与成人类似的听觉能力,婴儿能区分出几种声音之间的差别,喜欢听母亲说话的声音,喜欢听母亲的心跳声。学前儿童的听觉较成人敏锐。

3. 学前儿童耳的卫生保健

(1) 保护听力,促儿童听力发展。

(2) 保护外耳,防听力损伤。

(三) 鼻

鼻是人体嗅觉器官。在鼻腔顶端的鼻黏膜内,分布有几百万个气味感受器,接受各种气味刺激,并借助嗅觉神经将刺激传导到大脑皮质的嗅觉中枢,产生嗅觉。平时,要教育儿童不用手挖鼻孔,以免造成鼻黏膜受伤出血。

(四) 舌

舌是人体味觉器官。舌表面分布有上万个味蕾(味觉感受器),当溶解在唾液中的某些物质接触舌面时,味蕾可感受不同味道,并将各种味觉刺激经味觉神经纤维传至大脑的味觉中枢,产生味觉。

一般主张 1 岁内的婴儿食品不要放调味品,学前儿童不宜吃辛辣和刺激性大的食品,应让儿童感知食材本身的味道。

(五) 皮肤

皮肤是人体感觉器官,可感知来自外界的触觉、压觉、温觉、冷觉和痛觉等。人体皮肤不同部位的感觉敏感度不同,唇、鼻、舌尖部、腹部对触觉最敏感,皮肤对温度变化敏感,超过 45℃ 就会产生烫的感觉。

皮肤的其他功能:(1) 调节体温;(2) 保护功能;(3) 排泄作用。

新生儿的温度觉发育完善,且反应灵敏,尤其是寒冷刺激。但触觉和痛觉功能尚不十分灵敏。触觉是婴儿学习和探索世界的主要方式。婴儿将各种物品、手指、脚趾放入口中,借助嘴唇和舌头的触觉获得刺激。经常给婴儿做皮肤抚触活动,有助于感知觉的发育。

【知识延伸】

促进婴儿触觉发展,有助于其感知觉的发育。家长可以准备不同质地的布料,比如小毛巾、小丝巾、棉花、羽毛、硬毛牙刷等,揉搓宝宝的手臂、大腿、小腿、脚丫以及脸蛋,一边揉搓一边告诉宝宝布料的触感,比如:滑滑的、粗粗的、软软的、硬硬的等。当宝宝已经有意识用手够取物品的时候,可以准备一些比较轻但是能够发出响声的东西,比如响纸等。孩子在把玩的时候,不但能看到自己的抓取会造成物品形状的变化,而且还可以制造出声响。当宝宝开始爬行之后,在做好安全防护措施的前提下,让孩子在不同的表面上爬行玩耍,比如瓷砖、木地板、地毯、塑胶跑道、绿草坪、塑料的滑梯、钢铁的爬行架,海洋球池等。

【真题训练】

1.(2020.10)(单项选择题):关于婴幼儿眼睛特点的描述,正确的是(   )。

A. 有生理性近视
B. 晶状体弹性差
C. 物体成像在视网膜后方
D. 物体成像在视网膜前方

【答案】C

【解析】婴幼儿眼睛发育不成熟,因眼球前后径较短,物像不能聚焦在视网膜,而是在视网膜后方,成为生理性远视。

2.(2020.8)(单项选择题):新生儿发育完善且反应灵敏的是(   )

A. 触觉
B. 痛觉
C. 视觉
D. 温度觉

【答案】D

【解析】新生儿的温度觉发育完善,且反应灵敏,尤其对寒冷刺激的反应。

四、 同步强化练习

1. 单项选择题

(1)通常将形态相似、结构和功能相同的细胞群称为(   )。

A. 细胞体
B. 组织
C. 器官
D. 系统

(2)不同类型的组织经发育分化,相互结合构成具有一定形态和功能的(   )。

A. 细胞
B. 组织
C. 器官
D. 系统

(3)学前儿童不宜拎重物的主要原因是(   )。

A. 肌肉柔嫩
B. 神经系统发育尚未完善
C. 手骨纤细
D. 腕骨骨化尚未完成

(4)儿童年龄越小心率越快的主要原因是(   )。

A. 心肌收缩力弱,每搏输出血量少
B. 心脏容积相对较大,每搏输出血量较大
C. 交感神经发育不完善
D. 心肌相对较厚,每搏输出血量较大

(5)学前儿童适宜少吃多餐,这是因为(   )。

A. 胃容量小,消化能力弱
B. 胃壁平滑肌收缩乏力
C. 小肠通透性好,吸收力较强

D. 唾液分泌量较少

（6）学前儿童在（　　）时可以在白天控制自身排尿。

A. 1 岁左右　　　　　　　　B. 2 岁左右

C. 3 岁左右　　　　　　　　D. 4 岁左右

（7）与人体生长激素分泌有关的是（　　）。

A. 睡眠深度　　　　　　　　B. 活动量

C. 营养状况　　　　　　　　D. 新鲜空气

（8）组织教学活动时要遵循由易到难、循序渐进的原则,这符合幼儿大脑皮质的（　　）。

A. 优势兴奋法则　　　　　　B. 始动调节原理

C. 镶嵌式活动方式　　　　　D. 动力定型的建立

（9）人体调节体温的器官是（　　）。

A. 肝脏　　　　　　　　　　B. 皮肤

C. 心脏　　　　　　　　　　D. 大脑

2. 简答题

（1）简述儿童骨髓造血的特点。

（2）如何培养幼儿正确的姿势,防止骨骼畸形?

（3）简述学前儿童循环系统的卫生保健。

（4）简述学前儿童泌尿系统的卫生保健。

（5）简述皮肤的主要功能。

3. 论述题

试述大脑皮质功能活动的特征。

4. 案例分析题

案例:某家长因为孩子经常扁桃体发炎而苦恼,最近听其他家长建议,想去医院给孩子做手术,把扁桃体摘除。

问题:请结合学前儿童身体发育特点及保健要点,对案例加以判断和分析。

五、 参考答案及解析

1. 单项选择题

（1）【答案】B

【考点】组织的概念

【解析】通常将形态相似、结构和功能相同的细胞群称为组织。

（2）【答案】C

【考点】器官的概念

【解析】不同类型的组织经发育分化,相互结合构成具有一定形态和功能的器官。

（3）【答案】D

【考点】运动系统的特点与保健

【解析】学前儿童因腕骨骨化尚未完成,手腕力量小,手的精细动作能力差,学前儿童不宜拎重物,不提倡长时间写字、绘画等,以防手部受损伤。

（4）【答案】A

【考点】循环系统的特点与保健

【解析】学前儿童因心肌收缩能力弱、心脏容积小,每搏输出血量少,机体通过加快心跳次数和泵血量来补偿其不足。年龄越小,心率越快。

（5）【答案】A

【考点】消化系统的特点与保健

【解析】学前儿童胃容量小,消化能力较弱,适宜少吃多餐,应避免一次进食过多出现消化不良的现象。

（6）【答案】B

【考点】泌尿系统的特点与保健

【解析】一般 2 岁左右的儿童白天能主动控制排尿,3 岁左右的儿童夜间能主动控制排尿。

（7）【答案】A

【考点】内分泌系统的特点与保健

【解析】人体生长激素的分泌主要在夜间进行,与睡眠深度有关。

（8）【答案】B

【考点】神经系统的特点与保健

【解析】幼儿大脑皮质的始动调节决定了组织教学活动时要遵循由易到难、循序渐进的原则,刚开始时教学内容的难度不宜过大,幼儿适应后再逐步增加难度,以保证教学效果。

（9）【答案】B

【考点】感觉器官的特点与保健

【解析】皮肤通过汗毛和汗腺来调节体温,使机体保持恒温。

2. 简答题

（1）在胎儿期和婴幼儿期,骨髓均为红骨髓,全部参与造血,以满足生长发育需要。5~7 岁后,骨髓腔中的红骨髓转化为黄骨髓,失去造血功能。

（2）① 培养幼儿养成正确的站、立、行、坐姿势。

② 日常生活中注意给儿童选择高矮合适的桌椅(坐立时双臂可自然放在桌面即可),不要睡沙发、软床,不要过度负重(如单侧负重、手提重物)。

③ 婴儿不宜过早学习站立和行走。

（3）① 经常参加户外活动和体育锻炼,增强心血管功能。

② 保护淋巴器官。

③ 合理营养,保证铁的供给。

④ 从小预防心血管疾病。

（4）① 养成不憋尿的习惯。

② 多饮水,多排尿。

③ 保持外阴清洁,防止感染。

（5）① 皮肤是人体重要的感觉器官。

② 调节体温。

③ 保护功能。

④ 排泄作用。

3. 论述题

（1）始动调节。组织教学活动时要遵循由易到难、循序渐进的原则,刚开始时教学内容的难度不宜过大,儿童适应后再逐步增加难度,以保证教学效果。

（2）优势法则。教学中应通过引发儿童的兴趣和好奇心来提高学习效果。

（3）动力定型。从小要培养好习惯。

（4）镶嵌式活动。在安排一日生活和各项教学活动时,不要让幼儿长时间做一件事,否则容易引起大脑疲劳。而要经常变换活动的内容、性质和形式。

（5）保护性抑制。应及时组织休息,避免过度疲劳。

4. 案例分析题

学前儿童淋巴组织发育旺盛,容易出现扁桃体肿大和发炎的症状。扁桃体、阑尾是人体重要的淋巴器官。当扁桃体发炎或阑尾发生炎症时,一般主张保守治疗,不要轻易将其切除。

第三章
学前儿童生长发育与保健

一、 教材知识思维导图

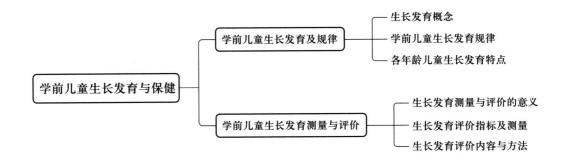

二、 本章考核知识点与考核要求

本章需识记的内容有:生长,发育,发展。

本章需领会的内容有:儿童生长发育的一般规律,致畸敏感期,新生儿期的生长发育特点,婴儿期的生长发育特点,婴儿爬行的意义,幼儿期生长发育特点,学龄前期的生长发育特点,生长发育测量与评价的意义。

本章需简单应用的内容有:选择促进小、中、大班幼儿手部动作灵活性及协调性的活动,选择促进小、中、大班幼儿大肌肉及运动技能发展的活动,身高、体重测量工具的选择与使用,体温、脉搏的测量方法,用等级评价法对学前儿童身高、体重等体检结果进行评价,用百分位数曲线图对婴幼儿身高、体重发育进行评价。

本章需综合应用的内容有:收集儿童身高或体重发育迟缓案例,分析原因,并提出保育建议。

三、 重难点知识精讲

考点一：生长发育

生长是指细胞繁殖、增大和细胞间质的增加,表现为身体各器官、系统的长大和形态变化,是量变过程。

发育是指细胞、组织和器官的分化与功能的成熟,是质变过程。

生长和发育共同表达了机体质和量的变化过程,二者相辅相成,生长是发育的前提,发育寓于生长之中。

发展是指随时间的延续,有机体在结构或功能上发生变化的过程和现象。发展是指人一生中表现出的所有变化,涵盖了生长和发育两个概念。

成熟是指生长发育达到一个相对完备的阶段,即个体在形态、生理、心理等方面都达到成人水平。

【真题训练】

(2018.4)(单项选择题):儿童牙齿数量的增多是(　　　)。

A. 生长的表现 　　　　　　　　　B. 发育的表现

C. 发展的表现 　　　　　　　　　D. 成熟的表现

【答案】A

【解析】生长表现为身体各器官、系统的长大和形态变化,是量变过程,如身高、体重的增长,牙齿数量的增多等。

考点二：学前儿童生长发育规律

(一) 生长发育按一定程序进行

婴幼儿生长发育是按基因既定的发育顺序和时间进行的。

(1)在发育顺序上基本遵循由上到下、由近到远的发展规律。

(2)在发育时间顺序上,多数儿童的发育时间表相近,并保持在一定的范围内。

(二) 生长发育呈连续性和阶段性

生长发育是一个连续的、完整的发展过程,而这一过程又是由一个个具体的发育阶段组成的。生长发育阶段包括胎儿期、新生儿期、婴儿期、幼儿期、学龄前期、学龄期和青春期。

从整体上看,儿童的生长发育是由简单到复杂、由低级到高级、由量变到质变的连续发展过程,并且每一个变化和发展都是建立在前一个变化和发展的基础上的。前一阶段是后一阶段的基础和前提,而后一阶段是前一阶段的完善和提高,两者互为因果关系。

从发展年龄阶段看,儿童生长发育过程表现出明显的阶段性特征和差异。

个体生长发育既是一个连续的、统一的整体,又具有其阶段性特点。

(三)生长发育呈不均衡性

(1)学前儿童生长发育速度呈非均衡性。

(2)学前儿童各系统发育呈非一致性。

(3)学前儿童身体各部位增幅不均。

(四)生长发育表现出轨迹现象和生长关键期

(1)轨迹现象。儿童生长发育趋势比较稳定。个体出生后,均沿着基因预设的发展轨迹生长,并在群体范围中保持有限的上下波动幅度。

(2)生长关键期。机体一些器官和组织的生长存在“关键生长期”,即机体器官组织的生长发育或某种知识、行为经验的获得或形成,在某一特定时期或阶段中最敏感。如果儿童在关键生长期受到干扰,缺少适合的或足够的经验,则可能导致发育延迟、缺陷或不熟练。

(五)生长发育存在个体差异

学前儿童卫生保健工作,在关注群体儿童生长发育普遍规律的同时,应关注和重视个体差异。在制订和实施卫生保健工作计划时既要全盘考虑,也要因人而异。唯此,才能促进每个儿童的发展。

【真题训练】

(2018.4)(单项选择题):婴幼儿在发育顺序上,基本遵循的发展规律是(　　　　)。

A. 由下到上,由远到近　　　　　　B. 由上到下,由近到远

C. 由前到后,由边缘到中心　　　　D. 由后到前,由中心到边缘

【答案】B

【解析】婴幼儿在发育顺序上基本遵循由上到下,由近到远的发展规律。

考点三：各年龄儿童生长发育特点

(一)胎儿期生长发育特点

胎儿期是指受孕至分娩这一时期,约为 280 天,40 周。因前 8 周胚胎尚未发育成人形,又称胚胎期。

1. 胚胎期

胚胎期指怀孕前 8 周,是器官发生期。胚胎期是人类生长发育最快的时期。

胚胎期极易受外界因素的干扰。优生学将怀孕前三个月(0~12 周)称为致畸敏感期,是优生保健的关键期。

2. 胎儿期

胎儿期是指受孕后第 9 周至胎儿出生的这个时期。胎儿期生长发育迅速,表现为身体快速生长,各器官快速发育并逐步开始工作。

（二）新生儿期生长发育特点

新生儿期是指分娩至出生后 28 天的小婴儿时期。

1. 新生儿身体变化

（1）生理性体重下降。

（2）生理性黄疸。

（3）乳房肿大或阴道出血。

2. 新生儿的生理状况

新生儿具备独立生存的各项能力:新生儿呼吸、心跳较快;睡眠时间长;消化道和泌尿道已正常工作;感知觉器官功能强弱不一。

（三）婴儿期生长发育特点

婴儿期指满月后至 1 岁的这个时期,也称乳儿期,是儿童出生后生长发育速度最快的一个时期。

1. 婴儿的身体发育

（1）身高体重增长显著。

（2）头围胸围变化明显。

（3）消化能力进步快。

2. 婴儿的动作发育

婴儿的动作发育基本遵循从整体动作到分化动作发展的规律,即从最初的全身性的、笼统的、散漫的动作,逐渐分化为局部的、准确的、专门化的动作;婴儿动作发育达到了能随意自主控制身体的程度,获得了两个重要的动作发展里程碑,即自我进食和独立行走。

爬行是婴儿动作发育过程中非常重要的一个环节。爬行对婴儿动作发展有着十分重要的作用:

（1）爬行可促进婴儿身体协调性和自主控制能力的发展;

（2）爬行扩大了婴儿的活动范围和视野,有助于婴儿建立空间方位、探究物体等。爬行与婴儿情绪、认知及社会性行为发展有关。

3. 婴儿的感知觉发展

（1）视觉。婴儿刚出生时,视力模糊,视野窄,晶状体调节能力差。出生后第一年视力发育迅速,2~3 个月视觉调节能力趋于成熟,婴儿可看清近物;9 个月视力发育基本完成,能分辨不同的颜色,此时婴儿的视力可能比母亲的视力都好。同时,婴儿表现出某些视觉偏好。

（2）听觉。出生时婴儿已有听觉,对声音会做出反应。2~3 个月后,婴儿听觉变得敏感,头部会随着声源转动,婴儿喜欢听轻柔的音乐,不喜欢噪声;3~4个月能区分大人的讲话声,听到熟悉的声音会表现出高兴的情绪。10~12个月婴儿的声音定位能力发展良好,能辨别声音的方向。

4. 婴儿免疫能力

婴儿出生后前半年体内储备有一定的抗体,半岁后,体内储备抗体水平逐渐下降,婴幼儿免疫水平低下,容易感染多种疾病,预防接种是加快婴儿体内抗体建立、抵抗常见传染病的有效途径。

(四)幼儿期生长发育特点

儿童1~3岁为幼儿期。

1. 身体发育

(1)身高体重发育。儿童出生后第2年,平均身高增长10厘米,体重增长3千克。进入第3年,身体发育速度明显减慢,平均身高增长5厘米,体重增长2千克,并一直持续到青春期前。

(2)牙齿发育。乳牙在6个月左右开始萌出,2岁左右出齐。随着乳牙的生长,婴幼儿的咀嚼能力不断提高,对食物的消化能力明显增强,可食用的食物范围也不断扩大。

2. 动作发育

大肌肉群优先发展,小肌肉群发育速度相对较慢。

3. 语言发育

幼儿期被称为语言发展关键期。1~3岁幼儿的语言发育经历了发音与模仿、理解词汇、使用词汇等发展过程。

4. 大脑及神经发育

幼儿大脑和神经系统高速发育,主要表现在:(1)脑重量的快速增加;(2)大脑功能增强。

(五)学龄前期生长发育特点

学龄前期指3~6岁的阶段。

1. 学龄前儿童的身体发育

学龄前儿童平均每年身高增长5厘米,体重增加2千克。6岁时,儿童身体发育比例接近成年人;开始换牙,乳牙脱落,恒牙萌出。第一恒磨牙一般在6岁左右萌出,它是龋齿的易发部位,所以应注意口腔卫生。

2. 学龄前儿童的大脑发育

学龄前儿童大脑结构发育逐渐趋于成熟,6岁时脑重量接近成人水平,神经纤维完成了髓鞘化,神经纤维传递信息更快、更准确。

3. 学龄前儿童的动作发育

经过三年的发展,学龄前儿童在动作的灵活性、协调性和准确性方面有了长足进步,平衡能力增强,尤其是精细动作发展变化明显。在运动技能方面,学龄前儿童表现出良好的走、跑、跳(单脚跳、双脚跳)、爬、跨越障碍、攀登(手脚并用)、投掷等能力;在手的精细动作方面,3~4岁的儿童能熟练地用勺子吃饭,用笔涂鸦;4~5岁儿童能用筷子吃饭,使用剪刀;5~6岁儿童能使用简单的劳动工具,完成书写、绘画等复杂的精细活动。

4. 学龄前儿童的社会性发展

进入幼儿园后,随着交往面的扩大,交往人群的增多,尤其是同伴交往的增多,加之各种游戏和学习活动,学龄前儿童的社会交往技能(如沟通、协商、合作、分享等)、自我认知能力等有明显进步。6岁儿童能遵守基本的行为规范。

5. 学龄前儿童的免疫

6岁时学龄前儿童免疫水平已达到成人水平,已具有较好的抵抗疾病的能力。

【案例分析】

5岁的平平身体瘦弱,平平妈妈说平平饭量不错,但就是光长个子不长肉。很多家长把孩子体重不达标和营养不良画上等号,这其实是一种误解。孩子体重只是反映生长发育的直观指标之一,家长们应该综合考虑身高、体重等指标,切不能单一而论。孩子的生长发育与诸多因素有关,如遗传、营养、睡眠,以及疾病等。家长平时可以从营养、睡眠、运动三方面入手来帮孩子健康成长。首先,应该科学合理搭配饮食,改掉孩子挑食、偏食的坏习惯,保证足够、均衡的营养摄入。其次,保证孩子良好的睡眠质量。再次,大部分运动都可以促进孩子肌肉和骨骼的发育,只要有规律地持续运动,都可以帮助孩子健康生长。最后需要注意的是,疾病也是影响孩子成长的因素,如果身体综合素质长期不见提高,要去医院排查是否有疾病。

【真题训练】

1. (2021.10)(单项选择题):新生儿期是指分娩至出生后(　　)这一时期。

A. 15 天　　　　　　　　　　　　　B. 28 天

C. 30 天　　　　　　　　　　　　　D. 40 天

【答案】B

【解析】新生儿期是指分娩至出生后 28 天的小婴儿时期。

2. (2019.4)(单项选择题):关于 6 岁幼儿脑的生长发育特点,下列说法正确的是(　　)。

A. 脑重量接近成人水平　　　　　B. 神经纤维尚未髓鞘化

C. 中枢神经系统发育落后于其他系统　　　D. 抑制能力减弱

【答案】A

【解析】学龄前儿童大脑结构发育逐渐趋于成熟,6岁时脑重量接近成人水平,神经纤维完成了髓鞘化,神经纤维传递信息更快、更准确。

考点四：学前儿童生长发育测量与评价

（一）生长发育测量与评价的意义

（1）通过对学前儿童生长发育的测量，总结和研究学前儿童生长发育规律和特点，提出卫生保健工作要点，促进学前儿童健康发展。

（2）通过对大范围儿童生长发育的测量，制定国家、地区学前儿童生长发育正常值或评价标准，同时为政府制定学前儿童保健工作政策与措施提供依据。

（3）通过对个体儿童或集体儿童生长发育的测量，实施生长发育监测，及时了解个体儿童的发育水平和发育速度，开展有针对性的保健工作。

（4）通过生长发育测量与评价，对生长发育障碍儿童进行筛查和诊断，以便及时发现问题、实施保健干预。

（二）生长发育评价指标及测量

通常，卫生学采用形态、生理功能、生化和心理行为发育四方面的指标来综合评价儿童的生长发育状况。

1. 形态指标

形态指标是指身体及其各部分在形态上可测量的各种量度（如长、宽、围度、厚度及重量），又称体格发育指标。

（1）身高。身高（身长）是指从头顶至足底的垂直长度。它既是反映身体长度变化的重要指标，也是综合反映儿童生长发育速度和水平的指标。

测量方法：3岁前儿童使用量床测量，3岁以上儿童采用立式身高计测量。

（2）体重。体重是身体各器官和组织重量的总和。它既反映机体骨骼、肌肉、皮下脂肪和内脏的重量，也反映儿童营养状况。体重是易变化的敏感指标。

测量方法：用杠杆式秤测量。

（3）头围。头围即头颅的围长。

测量方法：采用软尺测量。

2. 生理功能指标

生理功能指标指身体各系统、器官在生理功能上可测出的各种量度。学前儿童常用的生理指标为脉搏、体温。

（1）脉搏。脉搏是指浅表动脉的搏动，可反映心血管功能状况。脉搏的频率受年龄和性别的影响，幼儿每分钟90~100次，成年人每分钟70~80次。

测量方法：在安静状态下，将食指、中指和无名指的指端用适中的压力按于桡动脉或其他浅表大动脉处，测30秒钟的脉搏数，所得数字乘2，记录每分钟的脉搏数。

（2）体温。

测量方法：采用体温计，测量腋温。

3. 生化指标

生化指标是反映机体内代谢活动的指标。学前儿童常用的生化指标为血红蛋白、转氨酶、胆红素等。

（1）血红蛋白。血红蛋白主要负责运载氧和二氧化碳。血液中血红蛋白含量的高低，反映机体含铁量及机体携带氧的能力。通常学前儿童血红蛋白含量应在 110 克/升以上。

（2）转氨酶。转氨酶是人体代谢过程中重要的"催化剂"，主要存在于肝细胞内。

（3）胆红素。胆红素是人胆汁中的主要色素，为橙黄色，是体内铁卟啉化合物的主要代谢产物。临床上常将胆红素作为判断黄疸和肝功能是否正常的重要指标。

4. 心理行为发育指标

心理行为发育指标是反映儿童心理活动、个性特征、行为特点的指标。常用的量表有斯坦福–比纳智力量表、韦氏儿童智力量表、儿童行为量表、康奈尔儿童多动症量表、感觉统合调查表、儿童心理健康与行为问题量表等。

（三）生长发育评价内容与方法

生长发育评价是将儿童各项发育指标与参照标准进行比较，从而判断个体或群体儿童的发展水平和发育速度。学前儿童生长发育评价内容主要包括三方面，即生长发育水平、生长发育速度及各项生长发育指标之间的相互关系。

1. 生长发育评价标准

通常，卫生学采用人群平均水平作为参照标准，或称正常值。目前，我国学前儿童体格发育评价标准运用较广泛的主要有世界卫生组织推荐的学前儿童生长发育标准和中国九省市学前儿童生长发育标准。

2. 生长发育评价方法

学前儿童生长发育评价方法有等级评价法、百分位数法、指数法、曲线图法、相关回归法等。幼儿园多使用等级评价法或百分位数法评价儿童的体格发育。

（1）等级评价法。等级评价法是将个体儿童生长发育数值与标准均值及标准差进行比较的一种评价方法。该方法以均值为基准值，标准差为离散距，将儿童生长发育划分为 5 个发育等级。

等级评价法是目前幼儿园使用最广泛的评价方法。该方法的优点是简单、易操作，能直观反映个体儿童发育水平和好坏。

【案例分析】

案例：一个 4 岁的城市女童，身高 92 厘米，体重 11.8 千克。

问题：试用发育等级评价法评价该幼儿生长发育处于什么水平，可从哪些方面促进其生长发育？

查表得：4 岁城市女童身高均值 $\bar{X}=100.7$ 厘米，标准差 $S=4.1$；体重均值 $\bar{X}=15.0$ 千克，标准差 $S=1.56$。该女童身高 92 厘米，在平均值–2S 以下，故为下等；体重 11.8 千克，在均值

-2S 以下,故为下等。家长可以从加强营养、体育锻炼、改善作息等方面入手,看是否能促进其生长发育,还应该去医院诊断是否有其他疾病。

(2)百分位数法。百分位数法是以第 50 百分位数为基准值,第 3、25、50、75、97 等百分位数值为离散距,将儿童生长发育划分为 5 个等级,评价儿童的生长发育状况。凡实测值在 P3～P97 数值范围内均属正常。

百分位数法被广泛地应用在 0～3 岁儿童生长发育监测和评价中。该方法的优点是简便、易于掌握,能动态反映儿童的生长发育变化。

(3)指数法。指数法是根据身体各部分的比例关系,采用数学公式将两项或多项身体发育指标联系起来,用以评价身体生长发育的一种方法。

【真题训练】

1.(2018.4)(单项选择题):学前儿童常用的生理指标为(   )。

A. 血压、心率   B. 脉搏、肺活量

C. 心率、脉搏   D. 脉搏、体温

【答案】D

【解析】学前儿童常用的生理指标为脉搏、体温。

2.(2019.10)(单项选择题):选择儿童生长发育标准要以(   )。

A. 人数最多数据为准   B. 横断面数据为准

C. 最新数据为准   D. 过去经常使用的数据为准

【答案】C

【解析】选择儿童生长发育标准要以最新数据为准。

3.(2019.10)(单项选择题):将个体儿童生长发育数值与标准均值及标准差进行比较的评价方法称为(   )。

A. 等级评价法   B. 百分位数法

C. 曲线图法   D. 指数法

【答案】A

【解析】等级评价法是将个体儿童生长发育数值与标准均值及标准差进行比较的一种评价方法。

四、 同步强化练习

1. 单项选择题

(1)细胞繁殖、增大和细胞间质的增加是(   )。

A. 生长   B. 发育

C. 成熟   D. 发展

(2)乳牙龋齿容易导致恒牙的牙列畸形,说明儿童生长发育(   )。

A. 按一定顺序进行　　　　　　　　B. 呈连续性和阶段性
C. 呈不均衡性　　　　　　　　　　D. 表现出轨迹现象

（3）在整个童年期基本没有发展的系统是（　　　）。
A. 神经系统　　　　　　　　　　　B. 淋巴系统
C. 生殖系统　　　　　　　　　　　D. 运动系统

（4）去除导致腹泻的不良因素,幼儿身体痊愈后,体重很快恢复到原有水平,该现象称为（　　　）。
A. 生长发育的不均衡现象　　　　　B. 生长发育的连续性现象
C. 生长发育的个体差异现象　　　　D. 生长发育的轨迹现象

（5）致畸敏感期是指（　　　）。
A. 怀孕前 3 个月　　　　　　　　　B. 怀孕前 6 个月
C. 怀孕前 10 个月　　　　　　　　 D. 整个孕期

（6）与新生儿体重暂时性下降无关的原因是（　　　）。
A. 剪断脐带　　　　　　　　　　　B. 皮肤水分的蒸发
C. 大小便的排泄　　　　　　　　　D. 饮食尚未适应

（7）婴儿发育第 1 年内,平均身高会增加（　　　）。
A. 10 厘米　　　　　　　　　　　　B. 15 厘米
C. 20 厘米　　　　　　　　　　　　D. 25 厘米

（8）儿童的语言发展关键期在（　　　）。
A. 新生儿期　　　　　　　　　　　B. 婴儿期
C. 幼儿期　　　　　　　　　　　　D. 学龄期

（9）儿童 6 岁时已达到成人水平的是（　　　）。
A. 免疫水平　　　　　　　　　　　B. 营养状态
C. 动作发展　　　　　　　　　　　D. 认知水平

（10）检测儿童血红蛋白浓度属于（　　　）。
A. 形态指标　　　　　　　　　　　B. 生理指标
C. 病理指标　　　　　　　　　　　D. 生化指标

（11）在幼儿园卫生保健管理中,身高、体重不达标通常是指（　　　）。
A. 低于均值　　　　　　　　　　　B. 低于均值一个标准差
C. 低于均值两个标准差　　　　　　D. 低于均值三个标准差

2. 简答题
（1）简述学前儿童生长发育规律。
（2）简述婴儿的身体发育特点。

3. 论述题
（1）论述 3~6 岁幼儿生长发育特点。
（2）论述婴儿爬行的意义。

4. 案例分析

案例:一个 4 岁的城市女童,身高 92 厘米,体重 11.8 千克。已知该城市 4 岁女童的身高均值 $\overline{X}=100.7$ 厘米,标准差 $S=4.1$ 厘米;体重均值 $\overline{X}=15.0$ 千克,标准差 $S=1.56$ 千克。

问题:

(1) 试用生长发育等级评价法评价该儿童生长发育处于什么水平。

(2) 可从哪些方面促进其生长发育?

五、 参考答案及解析

1. 单项选择题

(1)【答案】A

【考点】生长发育概念

【解析】生长是指细胞繁殖、增大和细胞间质的增加,表现为身体各器官、系统的长大和形态变化,是量变过程,如身高、体重的增长,牙齿数量的增多等。

(2)【答案】B

【考点】学前儿童生长发育规律

【解析】儿童的生长发育呈连续性和阶段性,如果前一阶段的发育出现障碍,势必会影响到后一阶段的发展。乳牙龋齿容易导致恒牙的牙列畸形,就说明了这一点。

(3)【答案】C

【考点】生长发育呈不均衡性

【解析】幼儿时期的生殖系统处于雏形,尚未开始发育。生殖系统的滞后发展保证了机体成熟后繁衍后代的质量。

(4)【答案】D

【考点】生长发育表现出轨迹现象

【解析】个体出生后均沿着基因预设的发展轨迹生长,如果个体受到疾病、营养不良等不良因素影响,生长发育速度将放慢或停滞;当不良因素去除后,个体表现出向原有生长轨迹靠近和发展的强烈倾向,并逐渐恢复到正常轨迹。

(5)【答案】A

【考点】致畸敏感期

【解析】胚胎期极易受外界因素的干扰。优生学将怀孕前三个月(0～12 周)称为致畸敏感期,是优生保健的关键期。

(6)【答案】A

【考点】新生儿期生长发育特点

【解析】新生儿生理性体重下降。出生第 1 周新生儿体重下降,2 周后恢复到出生时的体重。新生儿体重暂时性下降与出生后皮肤水分的蒸发、大小便的排泄,饮食尚未适应等有关。

（7）【答案】D

【考点】婴儿期生长发育特点

【解析】婴儿一年内平均身高增长 25 厘米（是出生时的 1.5 倍）。

（8）【答案】C

【考点】幼儿期生长发育特点

【解析】幼儿期是口头语言快速发展期，这一时期常被称为语言发展关键期。

（9）【答案】A

【考点】学龄前期生长发育特点

【解析】自出生后，幼儿的免疫系统快速发展，6 岁时免疫水平已达到成人水平，已具有较好的抵抗疾病的能力。

（10）【答案】D

【考点】学前儿童生长发育评价指标及测量

【解析】生化指标是反映机体内代谢活动的指标。学前儿童常用的生化评价指标为血红蛋白、转氨酶、胆红素等。

（11）【答案】C

【考点】学前儿童生长发育评价内容与方法

【解析】通常，在幼儿园卫生保健管理中，将身高、体重低于两个标准差归为不达标，超过两个标准差称为超标。

2. 简答题

（1）① 生长发育按一定程序进行。

② 生长发育呈连续性和阶段性。

③ 生长发育呈不均衡性。

④ 生长发育表现出轨迹现象和生长关键期。

⑤ 生长发育存在个体差异。

（2）① 身高体重增长显著。

② 头围胸围变化明显。

③ 婴儿出生时胸围平均为 32 厘米。出生时，婴儿头围大于胸围，平均为 33～34 厘米。

④ 消化能力进步快。

3. 论述题

（1）① 学龄前儿童的身体发育：平均每年身高增长 5 厘米，体重增加 2 千克。因体重增长速度落后于身高增长速度，儿童出现"抽条"现象。开始换牙。

② 学龄前儿童的大脑发育：学龄前儿童大脑结构发育逐渐趋于成熟，在功能方面表现为抑制能力增强。

③ 学龄前儿童的动作发育：动作在灵活性、协调性和准确性方面有了长足进步，平衡能力增强，精细动作发展明显。

④ 学前儿童的社会性发展：随着交往面的扩大，尤其是同伴交往的增多，加之各种游戏

和学习活动,学前儿童的社会交往技能、自我认知能力有明显进步。

⑤ 学龄前儿童的免疫:幼儿的免疫系统快速发展,6 岁时免疫水平已达到成人水平。

(2)① 促进婴儿身体协调性和自主控制能力的发展。

② 扩大了婴儿的活动范围和视野,有助于婴儿建立空间方位、探究物体等。

③ 爬行被认为与婴儿的情绪、认知及社会性行为有关。

总之,应鼓励婴儿多爬行,不要太介意地面不干净,衣服、身体弄脏。

4. 案例分析

(1)身高:$2S = 2 \times 4.1 = 8.2$ 厘米 $100.7 + 8.2 = 108.9$ 厘米 $100.7 - 8.2 = 92.5$ 厘米

体重:$2S = 2 \times 1.56 = 3.12$ 千克 $15 + 3.12 = 18.12$ 千克 $15 - 3.12 = 11.88$ 千克

该女童身高 92 厘米,不在 92.5~108.9 厘米之间,在平均值−2S 以下,故为下等。

该女童体重 11.8 千克,不在 11.88~18.12 千克之间,在平均值−2S 以下,故为下等。

(2)可从加强营养、体育锻炼以及改善作息习惯等方面入手,还应该去医院诊断是否有疾病。

第四章
学前儿童心理卫生与保健

一、 教材知识思维导图

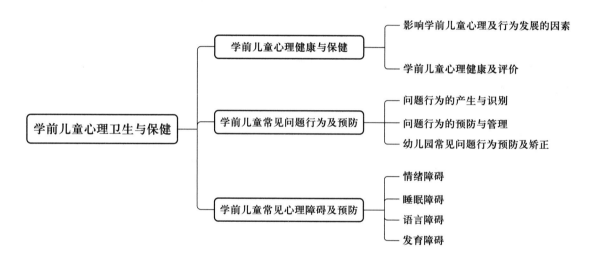

二、 本章考核知识点与考核要求

本章需识记的内容有:学前儿童心理健康标准,学前儿童问题行为及特征。

本章需领会的内容有:发育成熟度对学前儿童行为的影响,气质类型对学前儿童行为的影响,情绪、需要的满足与行为的关系,早期生活经验、家庭环境与儿童行为的关系,师幼关系、同伴关系与学前儿童行为的关系;问题行为的产生,幼儿园问题行为的预防措施,学前儿童自律能力的培养,学前儿童行为管理与指导的方法,常用矫正技术运用的实施要点,学前儿童攻击性行为、社会退缩行为的表现及预防,习惯性阴部摩擦的原因及矫正;夜惊、梦魇的原因及处理方法,语言发育迟缓的原因及预防,遗尿症的原因及处理方法,多动症的主要表现及班级管理,感觉统合失调的产生原因及预防。

本章需简单应用的内容有:针对不同气质类型儿童实施保育,提出帮助学前儿童发展积极自我概念的措施,总结有利于学前儿童心理健康发展的家庭关系和家长教育方式;从预防问题行为产生的角度分析某班级环境现状并提出改进意见,尝试运用教师实施策略促进学前儿童自尊和自我概念的发展,学前儿童行为管理与指导措施的运用;熟悉和了解常见感觉统合器械的适用范围和使用方法。

本章需综合应用的内容有:针对幼儿问题行为案例,查找原因、制订并实施矫正方案。

三、 重难点知识精讲

考点一:学前儿童心理健康与保健

学前儿童心理卫生是指通过多种手段,维护与增进学前儿童心理健康,预防心理疾病的发生。

(一)影响学前儿童心理及行为发展的因素

影响学前儿童心理及行为发展的因素大致可分为三类,即生理因素(遗传、发育水平、性别等)、心理因素(气质、情绪、需要、自我概念等)和社会因素(家庭、托幼机构等)。

1. 生理因素

(1)遗传因素。遗传是儿童心理和行为发展的生物前提和自然条件。

① 遗传赋予了人们感知觉器官、大脑和中枢神经系统等,它们是个体心理发生、发展的物质基础。

② 遗传带给人们的肤色、体型、相貌等生理特征,也间接影响儿童性格和行为的发展。

③ 个体拥有的个性心理特征、行为差异、能力差异等也均与遗传因素有关。

(2)发育成熟度。成熟度是指机体发育所达到的某种水平。个体发育成熟的快慢,特别是脑和神经系统等重要器官的成熟水平直接影响儿童心理与行为的发展。

2. 心理因素

(1)气质。气质是个体稳定的心理特征。美国心理学家托马斯将婴儿的气质划分为容易照看型、难以照看型和缓慢照看型三种类型,并指出各类型在人群中的比例以及儿童气质类型与问题行为的关系。

(2)情绪。情绪对各种心理活动都产生重要影响。情绪通常可分为积极/愉快情绪,消极/不愉快情绪。

(3)需要。马斯洛需要层次理论将人的需要由低到高依次排序,并将其分为基本需要(生理需要、安全需要、归属与爱的需要、尊重需要)和衍生需要(自我实现的需要)。马斯洛认为,在儿童心理发展过程中上述需要不可缺失,否则会出现心理问题。

布拉泽尔顿和格林斯潘认为,婴幼儿有六种不可或缺的需要,即① 不间断的养育关系;② 身体保护、安全和调节;③ 适合个体差异的经验;④ 适宜发展的经验;⑤ 纪律和约束;⑥ 稳定的、支持性的社区和文化。

(4)自我概念。自我概念包括自我认识和自尊。自我认识是对自身的看法和理解。自尊是自我评价中的一部分,是一个关于自身价值的主观的和个人的判断。

3. 社会因素

(1)儿童早期生活经验。弗洛伊德认为,儿童早期生活经验对其人格发展至关重要,早期经验和经历是建立一个人行为模式的基础。

(2)家庭。家庭是学前儿童生活的主要场所,对学前儿童心理和行为发展有着非常重要的影响。家庭环境包括家庭结构、家庭人际关系、家庭经济状况、父母的婚姻状态、父母的个性特征等。和谐的家庭关系、父母良好的行为示范、相互关爱的家庭氛围和丰富充实的生活,有利于学前儿童发展积极的自我概念。

家长教育方式包括教育观念、教养行为及其对儿童的情感表现等。父母对孩子爱和接纳,儿童的心理向着积极健康的方向发展;父母对孩子拒绝和忽视、独裁和高控制,则会导致儿童心理问题的产生。

(3)托幼机构。托幼机构主要通过教育环境和教育过程发挥作用。教育环境通常指幼儿园园舍、家具、图书、玩教具、环境布置等硬件物质环境,以及教师教育理念、教育行为、人际关系(师幼关系、同伴关系)和情感氛围等精神环境。其中,教师的教育行为、观念、态度、师幼关系(亲密、融洽)对幼儿心理健康的影响尤为重要。

(4)其他环境因素。社区、媒体、社会变革等因素均直接或间接影响学前儿童的心理发展。

(二)学前儿童心理健康及评价

1. 心理健康标准

学前儿童心理健康主要包括以下几方面:(1)智力正常;(2)较好的适应能力;(3)情绪安定愉快;(4)乐于与人交往;(5)行为统一协调;(6)性格良好。

2. 心理健康检测工具

心理学常采用量表检测和衡量学前儿童心理发展水平,常用的儿童心理量表包括:贝利婴儿发展量表、丹佛发展筛查量表、韦氏儿童智力量表、阿肯巴克(Achenbach)儿童行为量表、康氏(Conners)儿童行为量表、儿童适应行为评定量表、儿童孤独症评定量表、儿童感觉统合能力发展评定量表等。

【真题训练】

(2019.4)(单项选择题):家庭环境中对儿童心理和行为发展影响不明显的是(　　)。

A. 家庭结构　　　　　　　B. 家庭经济状况

C. 父母年龄　　　　　　　D. 父母个性特征

【答案】C

【解析】家庭环境中对儿童心理和行为发展有明显影响的有家庭结构、家庭人际关系、家庭经济状况、父母的婚姻状态、父母的个性特征等。

考点二：学前儿童问题行为的产生与识别

（一）学前儿童问题行为的产生

关于学前儿童问题行为的产生原因，有学者指出，幼儿表现出的某些不适宜行为，一方面源于他们生活中已经形成的一些行为模式；另一方面与他们没有很好地理解什么样的行为是适宜的有关。

美国心理学家鲁道夫·德瑞克斯认为，儿童所有的不适宜行为都起源于四种潜在的心理需要：想要引起他人的注意；为了权力和成人抗争；想"报复"成人；平衡因为不能达到成人某些合理的期望而产生的无助感和无能感。

（二）问题行为的界定

（1）概念：问题行为，又称偏差行为，是指儿童在发展过程中表现出的异常行为。

（2）特征：① 行为表现显著异于常态，不符合学前儿童年龄发展水平，表现为过度、不足或不适宜。② 异常行为经常出现或持续时间较长，对学前儿童自己或他人带来不良影响。③ 异常行为是学前儿童自己不能控制和有效处理的行为，需要他人帮助解决。④ 排除疾病或缺陷所致。⑤ 行为表现较单一、程度轻，且随着年龄的发展而变化（增多或消失）。

（三）学前儿童常见的问题行为

吸吮手指、咬指甲、恋物；发脾气、任性、破坏物品、多动、注意力不集中、攻击、告状、违纪；交往不良、过分依赖亲人、胆怯、不愿上幼儿园；挑食偏食、吃饭慢；习惯性阴部摩擦等。

（四）问题行为的判断方法

通常的做法是：首先，对幼儿进行一段时间的观察和记录，了解其行为表现特点，以及这些行为产生的前因后果；然后，对上述特征进行甄别和初步判断。当然，也可选用儿童行为量表进行测查和初步筛查。

【真题训练】

（2019.10）（单项选择题）：学前儿童常见问题行为之一是（　　）。

　A. 恋物　　　　　　　　　　　　　B. 无知

　C. 不愿睡觉　　　　　　　　　　　D. 好动

【答案】A

【解析】学前儿童常见问题行为有：吸吮手指、咬指甲、恋物；发脾气、任性、破坏物品、多动、注意力不集中、攻击、告状、违纪；交往不良、过分依赖亲人、胆怯、不愿上幼儿园；挑食偏食、吃饭慢；习惯性阴部摩擦等。

考点三：学前儿童问题行为的预防与管理

（一）问题行为的预防

托幼机构预防学前儿童问题行为发生的工作重点是：围绕幼儿园环境创设、学前儿童自律能力培养、行为管理与指导等开展。

1. 环境创设

（1）合理布置教室。基本要求：①做到空间利用最大化；②物品摆放整齐，便于幼儿取用，教室环境井然有序；③各个活动区和要求标志明显。在教室里给幼儿保留一个私密空间，供其调节情绪。

（2）保持班级良好秩序。

（3）合理安排学习及生活。

（4）营造安全、尊重、亲密和彼此接纳的班级氛围。

2. 学前儿童自律能力培养

培养儿童的自律能力是预防和减少问题行为的关键，而儿童自律能力是建立在"自尊""自我概念""自我管理"和"自我控制"等能力发展基础上的。

（1）促进儿童自尊和自我概念的发展。在发展儿童自尊和自我概念时，幼儿教师应注意把儿童作为一个独立的人来充分尊重；对儿童的行为表现要合理期待，不要要求过高，允许儿童犯错误；对待儿童要有耐心和信心，不要低估儿童的能力，鼓励并相信儿童能做好某件事情；平等地对待每个儿童。

（2）培养自我管理和自我控制能力。

3. 行为管理与指导

（1）建立行为规则。

（2）与儿童沟通。

（3）示范和赋权。

（4）开展相关课程活动。

4. 家园合作

（二）问题行为的矫正

1. 行为疗法

行为疗法是儿童问题行为矫正使用最广泛的心理治疗方法。该方法被广泛运用到儿童攻击性行为、破坏行为、违纪行为、社会行为退缩、吸吮手指等问题行为的矫正。

（1）实施步骤。

行为疗法通常包括以下工作步骤，即调查评估、设计矫正方案、实施矫正、对实施效果评估等。

第一步：调查评估。

第二步:设计矫正方案。矫正方案应包括:矫正目标;矫正方法;消除引发问题行为的各种因素的措施。

第三步:实施及评估。

（2）常用方法。

幼儿园问题行为矫正常用方法包括奖励法、消退法、榜样法、惩罚法、隔离法、代币法等。行为疗法中对问题行为矫正的常用方法如表4-1所示。

表4-1　行为疗法中对问题行为矫正的常用方法

方法	内容	实施要点
奖励法	对儿童所表现出的适宜行为给予及时表扬和奖励	及时奖励;讲明奖励原因;选择恰当的奖励物;避免奖励不正确的行为
消退法	当儿童出现不良行为,采取不理睬、不注意、忽视其行为的方法,使儿童不良行为因没得到强化刺激而降低	成人的情绪和行为不要受儿童行为的影响,坚持不理会、不注意、忽视其行为;最好将消退法和奖励法结合使用
榜样法	通过给儿童树立好的行为榜样,让幼儿模仿学习	选择榜样;树立期望出现的行为榜样,避免树立不良行为的榜样
惩罚法	当儿童出现某一不良行为时,通过收回或取消他可能得到的奖赏,或给予厌恶刺激,使其不良行为减少	及时惩罚;保持惩罚的连贯性和一致性;避免惩罚太轻或太重;选择恰当的惩罚物
隔离法	当儿童出现某些问题行为时,立即停止他的一切活动,对儿童进行短时隔离	立即隔离;隔离室应是安全、单调、乏味的地方;隔离时间不宜太久或太短,一般1岁隔离1分钟,每增加1岁隔离时间延长1分钟;隔离结束后要进行教育,让幼儿自己说为什么被隔离了
代币法	采用小红花、五角星、印章图案、塑料片等物品作为计数工具,每当儿童出现一个良好行为就获得一定数量的物品,当物品积累到一定数量,可换取一个孩子喜欢的强化物	事先确定要奖励的行为,并与儿童沟通好;奖项的目标难易度要合适,让儿童通过一定的努力能达到;制定好代币交换规则,即用多少个物品换一项奖励;鼓励花代币,让儿童体验到成功,并愿意继续好的行为;如良好行为已建立,要逐渐减弱儿童对代币的依赖

2. 游戏疗法

游戏疗法是运用游戏活动对儿童进行心理治疗的一种方法,多用于攻击行为、焦虑、抑郁、注意力不集中、违纪行为、社会适应障碍等问题行为的治疗。

3. 家庭疗法

家庭疗法是将家庭作为一个治疗整体对象而实施的一种心理治疗方法。该方法常用于破坏性行为、攻击行为、社会适应障碍等问题行为的治疗。

在运用各种方法矫正儿童的问题行为时要注意:

（1）儿童问题行为的矫正需要渐进的过程,不可能一蹴而就。

（2）问题行为的矫正单纯依赖矫正技术是不够的,家园配合一致,消除其影响因素非常重要。

（3）选择矫正方法要考虑儿童的年龄特点、性格特点等综合因素。

【真题训练】

（2020.8）（单项选择题）：采用小红花、五角星等物品作为计数工具,每当儿童出现一个良好行为就获得一定数量的物品,当物品积累到一定数量,可换取一个儿童喜欢的强化物,这是幼儿园问题行为矫正中的（　　）。

A. 游戏法　　　　　　　　　　B. 奖励法
C. 代币法　　　　　　　　　　D. 替代法

【答案】C

【解析】代币法采用小红花、五角星、印章图案、塑料片等物品作为计数工具,每当儿童出现一个良好行为就获得一定数量的物品,当物品积累到一定数量,可换取一个孩子喜欢的强化物。

考点四：幼儿园常见问题行为预防及矫正

（一）攻击性行为

攻击性行为是指经常性、有意伤害和挑衅他人的行为,通常表现为打人、咬人、抓人、踢人、推人、骂人、冲撞他人、夺取他人东西、扔东西等。

1. 攻击性行为的分类

（1）身体攻击、言语攻击和关系攻击。

身体攻击指直接攻击对方身体;言语攻击指采用语言攻击对方;关系攻击是指通过操纵和破坏同伴的关系或情感来控制或伤害他人的行为。

（2）工具性攻击和敌意性攻击。

工具性攻击指儿童为了获得某个物品、权利和空间而做出的抢夺、推搡、打人等动作。敌意性攻击指为了打击、伤害他人而做出的踢、打、骂人、威胁他人等行为。

2. 产生原因

围绕儿童攻击性行为产生原因的研究非常广泛,概括起来主要包括个人、家庭、学校和社会四方面原因。

有专家指出,幼儿园攻击性行为发生原因按频率由高到低依次为:还击报复、保护自己的物品、无故挑衅欺负他人、游戏活动产生纠纷、违反纪律和行为规则、获取他人物品（玩具、食品、图片）、争夺空间（座位、活动场所）、帮助好朋友或受人指使。

3. 预防与矫正

从班级预防来看:

（1）应通过教育活动帮助幼儿学习与他人交往和沟通的技巧及表达想法的方式,学习情绪的释放和调节方法,如采取情境再现、角色扮演等形式,让幼儿进行实践体验。

（2）创设良好的家庭氛围和班级氛围。

（二）幼儿社会退缩

幼儿社会退缩是指在社会情景中,个体不与他人交往、游戏,只是一个人独自打发时间的行为。

1. 原因

研究认为,幼儿社会退缩与性格、人际关系、家长、文化等因素有关。退缩行为多见于5~7岁儿童。

2. 预防与矫正

预防幼儿社会退缩行为发生的关键是重视幼儿自尊和自我概念的发展。

（1）针对交往能力和表达能力弱的幼儿,要加强幼儿社会交往技能和解决问题能力的训练和指导,让幼儿学会表达自己的愿望,学会如何加入小朋友的游戏活动中以及应对小朋友的拒绝等,通过交往能力提升获得自我效能感。

（2）针对生活能力较弱的幼儿,应加强家园合作,训练幼儿生活自理和自我服务能力。

（3）家长要配合幼儿园工作,在生活中放手让孩子尝试和体验各种交往活动。

（三）暴怒发作

暴怒发作是指当学前儿童的欲望、要求没有得到满足时,以大声哭闹、尖叫,在地上打滚、碰头,或撕扯自己的头发、衣服等方式要挟成人,直至满足自己的要求为止。

1. 原因

暴怒发作与学前儿童的性格有关,但更多与家长的示范和教育不当有关。

2. 预防与矫正

当孩子暴怒发作时,最简单的方法是冷处理,事后再讨论和批评教育,尤其是孩子第一次出现这种行为时,成人一定不要妥协、迁就。当孩子即将发作时,可转移或分散其注意力,阻止暴怒发作。

（四）吸吮手指和恋物

吸吮手指是指当大年龄儿童紧张、无聊、焦虑、疼痛时,习惯性地将手指放入口中吸吮的行为。

恋物是指幼儿表现出对某一玩具或某一物品（如毛巾、被子、枕头等）依恋不舍,无论做什么都抱着该玩具或物品,一旦被强制拿下,幼儿会大哭大闹。

1. 原因

幼儿经常性地吸吮手指或咬指甲多认为与婴儿期喂养不当、缺乏安全依恋等因素有关。
恋物多与缺乏安全感有关,幼儿通过对某件物品的依恋获得心理慰藉。

2. 预防与矫正

预防幼儿吮吸手指和恋物,关键是帮助幼儿建立安全依恋,同时满足婴儿喂养的需要

（喂足、喂饱）。

（五）习惯性阴部摩擦

习惯性阴部摩擦是指幼儿用手玩弄或摩擦刺激生殖器的行为。

1. 原因

出现习惯性阴部摩擦最常见的原因是湿疹、蛲虫病、生殖器不卫生、衣裤太紧等引起的局部瘙痒，幼儿抓挠生殖器或摩擦刺激，产生快感而逐渐成为习惯。

2. 预防与矫正

（1）不要将其视为不道德行为，采取打骂、恐吓等手段威胁孩子。

（2）对幼儿的阴部摩擦行为不要过分关注和错误强化，转移其注意力即可。

矫正习惯性阴部摩擦，关键是消除病因和不良因素：① 查有无湿疹、蛲虫病等疾病，一旦发现及时治疗；② 注意卫生，每天睡前洗澡或清洗外阴部，并换洗内裤，保持皮肤清洁干燥，内裤不要太紧身，选择棉质、透气性好的内裤；③ 睡觉时不要盖太厚的被子，醒后不要长时间在床上逗留。

【真题训练】

1.（2019.4）（单项选择题）：背后说坏话、孤立某个小朋友都属于攻击性行为中的（　　）。

 A. 言语攻击　　　　　　　　B. 敌意性攻击

 C. 身体攻击　　　　　　　　D. 关系攻击

【答案】D

【解析】关系攻击是指通过操纵和破坏同伴的关系或情感来控制或伤害他人的行为，如背后说坏话、孤立某个小朋友等。

2.（2021.4）（单项选择题）：属于幼儿社会退缩行为产生原因的是（　　）。

 A. 幼儿园纪律差　　　　　　B. 自我评价低

 C. 母乳不足　　　　　　　　D. 遗传

【答案】B

【解析】幼儿社会退缩与性格、人际关系、家长、文化等因素有关。这类幼儿通常性格比较内向、胆小、敏感、缺乏安全感、适应能力差。家长或溺爱、过多保护，或过分严厉，导致幼儿自我效能感差、自我评价低。这类幼儿或曾在同伴交往中被拒绝、排斥、欺侮等。

3.（2021.4）（单项选择题）：预防与矫正幼儿习惯性阴部摩擦问题的关键是（　　）。

 A. 消除病因和不良因素　　　B. 及时纠正

 C. 重视幼儿自尊　　　　　　D. 及时关注

【答案】A

【解析】矫正习惯性阴部摩擦，关键是消除病因和不良因素。

考点五：学前儿童常见心理障碍及预防

（一）情绪障碍

情绪障碍，是指以焦虑、恐惧、抑郁为主要临床表现的一组心理疾患。

1. 恐惧症

（1）概念。恐惧症是指对某一事物或情境产生不必要的、高度的害怕反应。

（2）原因。学前儿童恐惧症的产生原因多与个性特征和早期经历有关。

（3）预防及矫治。系统脱敏、模拟示范、心理暗示等方法可消除或者减轻儿童的恐惧反应。

① 在学前儿童成长过程中，不要采用恐吓手段教育孩子，避免让学前儿童看恐怖、血腥的影视和图片。② 鼓励学前儿童多接触自然和人群，观察和认识自然现象，了解一些初级的科学知识。③ 鼓励学前儿童参加户外活动，有意识地培养孩子勇敢、乐观、大胆等品质。

2. 焦虑症

（1）概念。学前儿童焦虑症是指以恐惧与不安为主的情绪体验。

（2）原因。学前儿童焦虑症主要与心理社会因素及遗传因素有关。

（3）预防及矫正。轻度焦虑可采用心理治疗，严重者需要在医生指导下服用药物。预防措施如下：

① 平时家长、教师要多关爱孩子，鼓励儿童与同伴玩耍。

② 提倡民主、平等的教育方法，注意培养儿童的抗挫能力。

③ 创设良好的家庭氛围，保持家庭氛围温馨、和谐。

④ 做好入园准备，帮助孩子熟悉幼儿园的环境和老师，克服畏惧心理。

（二）睡眠障碍

学前儿童常见睡眠障碍主要有夜惊、梦魇、睡行症。

1. 夜惊

（1）概念。夜惊是指睡眠中突然出现短暂惊扰的症状。

（2）产生原因。夜惊的发生与多种因素有关：① 学前儿童中枢神经系统发育不成熟，控制睡眠、觉醒的大脑皮质细胞发育不完善，故多数儿童随年龄增加会自愈；② 受惊吓和刺激；③ 睡前进食过量、感冒引起呼吸道不通畅等。

（3）预防及矫正。学前儿童夜惊一般不需治疗。

2. 梦魇

（1）概念。梦魇是指以做噩梦为主要表现的睡眠障碍。

（2）产生原因。多见白天受惊吓，导致夜间做噩梦；或患有呼吸道或消化道疾病，导致呼吸不畅、胃肠胀满；或睡眠姿势不当，压迫了身体等。

（3）预防及矫正。梦魇不需要治疗，但经常发作的儿童容易焦虑不安。一般在发作时，成人要及时安慰患儿,缓解其紧张和害怕情绪。第二天再与患儿讨论梦的内容,帮助学前儿童理解梦中的情景并不可怕,消除其紧张情绪。平时,要避免让学前儿童看恐怖影视,对身体疾病要及时治疗。

3. 睡行症

(1) 概念。睡行症又称夜游症、梦游症,是指睡眠中无意识地走动或做出其他无意识的行为。

(2) 产生原因。学前儿童梦游多与中枢神经系统发育不成熟有关。

(3) 预防及矫正。梦游不需要治疗。

(三) 语言障碍

1. 语言发育迟缓

(1) 概念。语言发育迟缓,是指由各种原因引起的儿童口头表达或语言理解能力明显落后于同龄儿童的正常水平。

(2) 产生原因。智力低下、听力障碍、发音器官疾病、中枢神经系统疾病、语言环境不良、看护人过分溺爱等均是导致儿童语言发育迟缓的常见因素。

(3) 预防及矫正。矫正表达性语言障碍的儿童,应着重采用鼓励和训练说话的方法迫使患儿用语言来表达自己的需要和需求。同时,讲故事、唱儿歌也都是很好的语言练习活动。对语言理解能力发育迟缓的儿童,重点放在对语言理解的训练和听觉训练上。

在预防方面,提供良好的语言环境、激发儿童学习语言的兴趣是关键。

① 要多与儿童进行语言交流,即使婴儿还不会说话,提供语言环境帮助婴儿完成语言准备也非常重要。

② 激发学前儿童说话的兴趣和积极性,亲子阅读、唱儿歌、朗诵均可促进儿童语言发展。

2. 口吃

(1) 概念。口吃指语言节律出现障碍,表现为不自觉地重复某些字音、字句,或发音延长、停顿,俗称"结巴""磕巴"。

(2) 产生原因。研究报告显示,口吃与遗传、神经生理发育、家庭和社会、心理因素等有关,如口吃存在家族性特征,男孩发病率高于女孩。

(3) 预防及矫正。多数学前儿童的口吃不需要到专业机构矫正。平时,家长和教师不要过多关注孩子的口吃和发音,不要求孩子一定要"慢慢地说、吐字清楚",消除儿童的紧张情绪,让孩子在放松状态下学习语言,多数口吃儿童的症状会逐渐改善。成人和学前儿童说话时应注意语调平缓、吐字清楚,经常开展唱儿歌、讲故事、朗诵等活动。尤其不要指责、嘲笑和模仿孩子的口吃。

(四) 发育障碍

发育障碍,是指学前儿童因发育不成熟而表现出的一些疾患,如遗尿症、多动症、感觉统合失调、孤独症等。

1. 遗尿症

（1）概念。儿童遗尿症,指 5 岁以上的孩子还不能控制排尿,夜间常尿床或白天有时也尿湿裤子的现象。

（2）产生原因。常见原因:① 与某些疾病有关;② 遗传因素;③ 发育不成熟;④ 体内控制尿液浓缩的抗利尿激素分泌不足;⑤ 缺乏夜间排尿训练或训练不当;⑥ 其他因素。

（3）预防。预防措施如下:① 合理安排儿童的作息和生活;② 晚餐后适当控制饮水量,上床前排尿,夜间定时叫醒儿童排尿(在儿童习惯性尿床之前);③ 对儿童尿床不批评、指责和嘲笑,给幼儿减压,维护儿童的自尊心;④ 对儿童不尿床进行表扬和奖励;⑤ 及时发现儿童内心的焦虑和紧张,进行疏导和调节。

2. 多动症

（1）概念。多动症是学前儿童发病率较高的疾病,也称脑功能轻微失调或儿童注意缺陷与多动障碍。

（2）产生原因。多动症可能与以下因素有关:① 遗传因素;② 神经生物生化因素;③ 脑轻微损伤;④ 社会心理因素;⑤ 其他。

（3）症状。临床表现:① 活动过多;② 注意力不集中;③ 冲动任性;④ 学习困难。

（4）多动症患儿的班级管理。

班级幼儿教师在面对多动症患儿时,应注意把握以下几点:①多了解多动症的症状和特点,理解患儿的问题行为,并给予关注和宽容;②通过班级活动让其他小朋友理解患儿的行为,不歧视患儿;③配合医生治疗开展有针对性的训练活动;④家园配合引导患儿克服不良行为。

3. 感觉统合失调

（1）概念。感觉统合失调,是指由大脑神经传递功能失常,导致儿童在视觉、听觉、味觉、嗅觉、前庭平衡觉、运动觉等某一方面或某些方面出现传递通路障碍,使机体无法顺利接收、解释各种信息并做出反应。

（2）产生原因。感觉统合失调可能与以下两种原因有关:① 现代人生活环境和生活方式的改变;② 家长溺爱,剥夺了孩子的锻炼机会。

（3）症状。常见症状有:触觉障碍,平衡能力差,方向感差,小肌肉协调能力差,视觉障碍,视听或听写协调能力差等。

（4）预防。① 在婴幼儿阶段,家庭和幼儿园应保证孩子有大量的户外活动时间,充分刺激儿童各种感觉器官,在活动中促进儿童大脑统合能力的发展。② 幼儿园可购买部分感统训练器械作为幼儿园游戏材料,有意识地锻炼幼儿的感觉统合能力。

4. 孤独症

（1）概念。孤独症又称自闭症,是以交流障碍、语言障碍和行为异常为特征的发育障碍性疾病。

（2）症状。① 社会交往障碍。② 交流障碍。③ 行为异常,表现为兴趣狭窄及刻板重复。

（3）训练。目前没有特效药物用于治疗孤独症。临床主张早发现、早干预,以非药物治疗为主,重点是提高患儿生活自理能力和生存能力,以回归社会作为治疗目标。针对儿童的语言、运动、认知、感知觉等进行专业训练,逐步提高孩子的能力。这些训练通常在专门的治疗机构进行。

【真题训练】

1.（2019.10）（单项选择题）:导致"口吃"的主要原因之一是( )。

A. 心理因素
B. 口腔、舌头有缺陷
C. 声带有问题
D. 感染

【答案】A

【解析】导致口吃的原因很多。研究报告显示,口吃与遗传、神经生理发育、家庭和社会、心理因素等有关。

2.（2021.10）（单项选择题）:儿童活动过多、注意力不集中、冲动任性、学习困难,这些症状属于( )。

A. 多动症
B. 行为异常
C. 感统失调
D. 情绪障碍

【答案】A

【解析】多动症的临床表现主要为:①活动过多;②注意力不集中;③冲动任性;④学习困难。

3.（2020.8）（单项选择题）:患儿从噩梦中惊醒,醒后对自己的梦境有回忆,长时间不能入睡的行为是( )。

A. 夜游
B. 睡行症
C. 梦魇
D. 梦游

【答案】C

【解析】梦魇是指以做噩梦为主要表现的睡眠障碍。梦魇多发生在深夜,患儿从噩梦中惊醒(如梦见从高楼坠跌、面临深渊、被人追赶、妖怪、野兽等),伴有紧张、害怕、呼吸心跳加速、出汗等症状。通常患儿醒后对梦境多能回忆,醒后长时间不能入睡。

4.（2020.8）（单项选择题）:幼儿出现社会交往障碍、交流障碍、行为异常的症状是( )。

A. 发育迟缓
B. 多动症
C. 感统失调
D. 孤独症

【答案】D

【解析】孤独症又称自闭症,多发病于2~3岁的幼儿,是以交流障碍、语言障碍和行为异常为特征的发育障碍性疾病。其症状有:①社会交往障碍。②交流障碍。③行为异常。

四、 同步强化练习

1. 单项选择题

（1）（　　）是儿童心理和行为发展的生物前提和自然条件。

A. 游戏　　　　　　　　　　　　B. 遗传

C. 感官　　　　　　　　　　　　D. 生理特征

（2）"生活有规律，比较活跃，容易适应环境；情绪较积极、稳定、友好、愉快；比较专注，不易分心；容易得到成人的关爱"，这属于心理学家托马斯婴儿气质类型的（　　）。

A. 容易照看型　　　　　　　　　B. 难以照看型

C. 缓慢照看型　　　　　　　　　D. 快速照看型

（3）（　　）是儿童建构知识的基础。

A. 经验　　　　　　　　　　　　B. 经历

C. 文化　　　　　　　　　　　　D. 生活

（4）儿童能与小朋友友好相处，愿意与小朋友合作做游戏，体现了学前儿童心理健康标准中的（　　）。

A. 较好的适应能力　　　　　　　B. 情绪安定愉快

C. 性格良好　　　　　　　　　　D. 乐于与人交往

（5）预防和减少学前儿童问题行为的关键是（　　）。

A. 培养幼儿的自律能力　　　　　B. 环境的创设

C. 行为管理与指导　　　　　　　D. 家园合作

（6）对某些强化不良行为的因素予以撤除，达到减少不良行为发生的目的，属于行为疗法中的（　　）。

A. 系统脱敏法　　　　　　　　　B. 阳性强化法

C. 消退法　　　　　　　　　　　D. 循序渐进法

（7）当孩子暴怒发作时，最简单的办法是首先要（　　）。

A. 讨论　　　　　　　　　　　　B. 冷处理

C. 批评教育　　　　　　　　　　D. 满足孩子的要求

（8）可通过系统脱敏、模拟示范、心理暗示等方法消除或减轻（　　）。

A. 儿童的恐惧反应　　　　　　　B. 儿童的攻击性行为

C. 儿童的暴怒发作　　　　　　　D. 儿童的多动症

（9）下列选项不属于多动症诱因的是（　　）。

A. 遗传因素　　　　　　　　　　B. 神经生物生化因素

C. 脑轻微损伤　　　　　　　　　D. 梦魇

（10）以下选项中不是感觉统合失调症状的是（　　）。

A. 触觉障碍　　　　　　　　　　B. 语言障碍

C. 人际交往障碍　　　　　　　　D. 视觉空间障碍

2. 简答题

（1）简述学前儿童问题行为的概念及特征。

（2）简述攻击性行为产生的原因。

（3）简述儿童患遗尿症的常见原因。

（4）简述多动症患儿的班级管理。

3. 论述题

试述幼儿习惯性阴部摩擦的原因、预防和矫正方法。

4. 案例分析题

（1）案例：幼儿东东因病住院检查和治疗，却出现了夜惊现象，这使得一家人都不能睡整夜觉，家人深感痛苦却不知该怎么办。

问题：结合儿童夜惊的相关知识，分析东东的夜惊原因，并制订矫正方案。

（2）案例：某大班儿童，男，6岁。该儿童从小自控力就明显低于同龄儿童。容易被激怒，爱发脾气，倔强，好冲动。在班上，他总是表现得比别人兴奋，不能认真听教师讲课，时常在教师讲话时发出一些怪叫声，甚至离开座位在活动室里到处走动和骚扰其他孩子，常常与小朋友发生冲突。为此，父母亲伤透脑筋。

问题：

① 该儿童的表现属于学前儿童常见心理障碍中的哪一类问题？

② 针对该类患儿如何进行班级管理？

五、 参考答案及解析

1. 单项选择题

（1）【答案】B

【考点】影响学前儿童心理及行为发展的因素

【解析】遗传是儿童心理和行为发展的生物前提和自然条件。

（2）【答案】A

【考点】儿童气质类型及行为表现

【解析】儿童的气质分为容易照看型、难以照看型和缓慢照看型三种类型。容易照看型儿童的行为表现是：生活有规律，比较活跃，容易适应环境；情绪较积极、稳定、友好、愉快；比较专注，不易分心；容易得到成人的关爱。

（3）【答案】A

【考点】儿童早期生活经验

【解析】建构主义理论认为，儿童是从环境和经验中学习的。经验是儿童建构知识的基础。

（4）【答案】D

【考点】学前儿童心理健康标准

【解析】乐于与人交往的表现是:能与小朋友友好相处,愿意与小朋友合作做游戏,并保持积极的态度和体验,如关心、合作、分享、助人等。

(5)【答案】A

【考点】学前儿童自律能力培养

【解析】培养幼儿的自律能力是预防和减少问题行为的关键,而儿童自律能力是建立在"自尊""自我概念""自我管理"和"自我控制"等能力发展基础上的。

(6)【答案】C

【考点】学前儿童问题行为的矫正

【解析】消退法的理论基础是:对某些强化不良行为的因素予以撤除,以达到减少不良行为发生的目的。

(7)【答案】B

【考点】幼儿园常见问题行为及矫正

【解析】当孩子暴怒发作时,最简单的办法是冷处理,事后再讨论和批评教育。

(8)【答案】A

【考点】情绪障碍

【解析】系统脱敏、模拟示范、心理暗示等方法可消除或者减轻儿童的恐惧反应。

(9)【答案】D

【考点】发育障碍

【解析】多动症可能与以下因素有关:① 遗传因素。② 神经生物生化因素。③ 脑轻微损伤。④ 社会心理因素。⑤ 其他,如感染、铅中毒、贫血等。

(10)【答案】C

【考点】发育障碍

【解析】感觉统合失调患儿可表现出多种行为异常和学习能力差等问题,如学习困难、做作业拖拉、多动、紧张、爱哭、不合群、身体不协调、触觉障碍、平衡障碍、语言障碍、视觉空间障碍等。

2. 简答题

(1)问题行为又称偏差行为,指儿童发展过程中表现出的异常行为。

问题行为主要有以下特征:① 行为表现显著异于常态,不符合学前儿童年龄发展水平,表现为过度、不足或不适宜;② 异常行为经常出现或持续时间较长,对儿童自己或他人带来不良影响;③ 异常行为是学前儿童自己不能控制和有效处理的行为,需要他人帮助解决;④ 排除疾病或缺陷所致;⑤ 行为表现较单一、程度轻,且随着年龄的发展而变化。

(2)① 个人:个体认知、气质特点、性格、情绪调节能力、社交技能。

② 家庭:家庭人际关系不良(双亲冲突)、教育不当(高压管制、心理控制)、亲子沟通不良。

③ 学校:学校环境不适宜、同伴关系和师幼关系不良、教师教育观念与方法不当。

④ 社会:媒体和社会环境不好等。

（3）① 与某些疾病有关。

② 遗传因素。

③ 发育不成熟。

④ 抗利尿激素分泌不足。

⑤ 缺乏夜间排尿训练或训练不当。

⑥ 情绪紧张、过度疲劳等其他因素。

（4）① 了解多动症的症状和特点,理解患儿的问题行为,并给予关注和宽容。

② 通过班级活动让其他小朋友理解患儿的行为,不歧视患儿。

③ 配合医生治疗开展有针对性的训练活动。

④ 家园配合引导患儿克服不良行为。

3. 论述题

（1）原因:湿疹、蛲虫病、生殖器不卫生、衣裤太紧引起的局部瘙痒,幼儿抓挠生殖器或摩擦刺激,产生快感而逐渐成为习惯。

（2）预防和矫正方法:不要将其视为不道德行为,采取打骂、恐吓等手段威胁孩子。不要过分关注和强化错误,转移注意力。关键是消除病因和不良因素:① 检查有无湿疹、蛲虫病等疾病,及时治疗;② 注意卫生,每天睡前洗澡或清洗外阴部,换洗内裤,保持会阴部皮肤清洁干燥,穿棉质透气内裤;③ 睡觉不要盖太厚的被子,醒后不要在床上逗留。

4. 案例分析题

（1）① 东东夜惊的原因可能是中枢神经系统发育不成熟,控制睡眠、觉醒的大脑皮质细胞发育不完善;也可能是受到惊吓和刺激或者感冒引起呼吸道不通畅等。

② 矫正方案:学前儿童夜惊一般不需要治疗,对反复发作者,家长应找找可能的原因,排除诱发因素。

（2）① 该儿童可能患有多动症。

② 教师应了解多动症的症状和特点,理解患儿的问题行为,并给予关注和宽容。通过班级活动让其他小朋友理解患儿行为,不歧视患儿。配合医生治疗,开展有针对性的训练。家园配合引导患儿克服不良行为,对患儿的每一点进步及时鼓励和奖励。

第五章
学前儿童疾病预防与护理

一、 教材知识思维导图

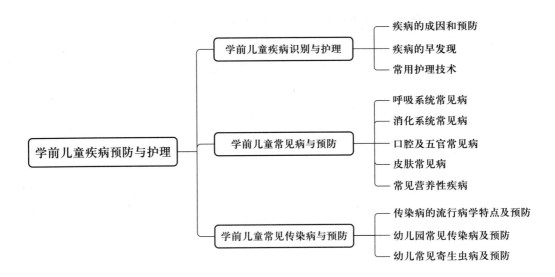

二、 本章考核知识点与考核要求

　　本章需识记的内容有:传染病。

　　本章需领会的内容有:疾病预防,生病的迹象;普通感冒、急性支气管炎、急性扁桃体炎、急性肠炎、便秘、龋齿、斜视、弱视、近视、缺铁性贫血、佝偻病、锌缺乏症、维生素 A 缺乏症、单纯性肥胖等常见病的病因及预防;传染源,传播途径,检疫,传染病流行传播的三个环节,传染病的管理与预防,预防接种,水痘、腮腺炎、手足口病、痢疾的典型症状及传播途径。

　　本章需简单应用的内容有:利用晨检、午检及时发现患病儿童,常用护理技术的应用(降温、数脉搏、热敷、冷敷、止惊、给药、伤口消毒);婴幼儿急性肠炎的护理,婴幼儿便秘的处理方法,学前儿童牙齿保护措施,缺铁性贫血、佝偻病、维生素 A 缺乏、超重、单纯性肥胖的预防与干预方法;制订呼吸道传染病流行季节的预防措施,制订消化道传染病流行季节的预防措施;开展肠道寄生虫病(肠蛔虫症、蛲虫)的宣传工作。

本章需综合应用的内容有:针对手足口病、麻疹、腮腺炎等常见传染病的流行,在幼儿园开展预防宣传活动。

三、 重难点知识精讲

考点一: 学前儿童疾病的成因及预防

(一)病因及发病机制

现代医学将病因分为两大类:宿主病因和环境病因。

宿主病因主要指个体原因而致的一类疾病。

环境病因包括生物因素、化学因素、物理因素和社会因素。

在疾病发生中起主要作用的五类因素:(1) 易患因素;(2) 诱发因素;(3) 速发因素;(4) 加强因素;(5) 危险因子。

(二)疾病的分类

疾病的分类见表5-1。

表 5-1　疾病的分类

划分标准	内容	举例
致病原因	感染性疾病和非感染性疾病	感冒、肺炎、细菌性痢疾、肠炎、肠蛔虫症等属于感染性疾病;多动症、单纯性肥胖、高血压、近视、癌症、过敏症等属于非感染性疾病
患病部位	呼吸道疾病、消化道疾病、泌尿道疾病、神经系统疾病、口腔五官疾病、皮肤病、血液病	—
疾病有无传染性	常见病和传染病	—

(三)疾病预防

儿童身体疾病的预防主要围绕以下三方面进行:(1) 提高机体的抗病能力;(2) 减少机体与致病因素的接触;(3) 从小养成良好的生活方式和饮食卫生习惯,消除危险因素。

(四)疾病的变化和趋势

人类疾病呈现出三种新的发展态势:(1) 感染性疾病的发病率呈下降趋势;(2) 非感染

性疾病的发病率呈上升趋势;(3) 不断有新的疾病出现和流行。

考点二: 疾病的早发现

(一) 生病的迹象

1. 精神状况

精神状况指儿童平常所表现出的情绪和身体的整体状态,是识别儿童患病程度轻重的重要指标。健康儿童通常表现出良好的精神状态,活泼、愉快、充满好奇心和探究热情;患病儿童则表现出不同程度的烦躁、倦怠、无精打采、没有玩耍的兴趣、情绪不高、哭闹等。常可通过患儿的精神状况预测其患病的严重程度。一般来说,精神状况越差,表明病情越严重。

2. 食欲

食欲变化是学前儿童患病后较早出现的症状。无论是消化道疾病还是其他系统的疾病,多数疾病会导致患儿食欲下降、不想吃东西。

3. 脸色

健康幼儿面色红润,充满朝气。如果幼儿面色发红,并伴有体温升高,多见感染性疾病;如果幼儿发烧,并伴有面色发白或发紫,常常预示幼儿可能患有肺炎、心脏病等;如果幼儿仅表现为面色和眼结膜苍白,应首先考虑是否患贫血或失血。

4. 大小便

消化道和泌尿道的疾病常表现为大小便异常。

常见大便异常状况有:(1) 大便颜色改变;(2) 大便形状改变;(3) 大便次数改变。

常见小便异常表现有少尿、尿频、尿急、尿痛、多尿、尿失禁等。正常小便呈淡黄色,澄清透明,每天 6~7 次。如急性肾炎患儿小便发红,呈洗肉水样改变。

5. 睡眠

健康儿童通常入睡快,睡眠安稳,睡醒后精神饱满。睡眠异常表现为入睡困难、睡眠不安、嗜睡、哭闹、夜惊、磨牙等。

6. 体温

人体正常体温通常保持在 36~37℃,每天体温波动的正常范围在 1℃ 之内,当温度(腋温)上升到 37.5℃ 为发烧,37~37.4℃ 为观察体温。体温变化是儿童健康的晴雨表,发烧是儿童感染疾病的常伴症状,很多疾病都可以表现为发烧。

(二) 常见症状

1. 咳嗽

咳嗽是呼吸道疾病的常见症状,同时也是机体的一种保护性防御反射。学前儿童伴有咳嗽症状的常见疾病有普通感冒、流感、气管炎、支气管炎、肺炎、百日咳等。

2. 呕吐

学前儿童呕吐分为生理性呕吐和病理性呕吐两类。

　　婴儿出现生理性呕吐与婴儿胃的解剖生理结构有关。简单的处理方法是,在每次喂完奶后将婴儿竖着抱起来拍拍后背即可。如果呕吐量大、呕吐次数多,多为病理性呕吐。频繁、剧烈的呕吐可引起脱水、电解质紊乱,对学前儿童危害较大。

　　病理性呕吐的原因多而复杂,临床医学将其分为反射性呕吐和中枢神经性呕吐两类。

3. 腹痛

　　腹痛是消化道疾病和肠道寄生虫病的常见症状。

　　儿童常见腹痛疼痛部位及疾病:

　　(1)脐周疼痛多见于肠蛔虫症、急性肠炎、肠痉挛、食物过敏等病,通常这类病引起的疼痛不是很剧烈,按摩腹部可暂时缓解症状;

　　(2)右下腹疼痛,并有明确的压痛点,一般多为急性阑尾炎;

　　(3)下腹部疼痛多由憋尿、便秘、痢疾等原因所致;

　　(4)上腹部突然出现剧烈疼痛,并伴有面色苍白、出汗等症状应考虑胆道蛔虫,应尽快送医院诊治。

　　另外,一些消化道外的疾病,如上呼吸道感染、心肌炎、肺炎有时也会出现腹痛症状。

4. 腹泻

　　腹泻是儿童常见症状,表现为大便形状、次数和量的改变。

　　儿童腹泻常见原因:(1)肠原性腹泻;(2)功能性腹泻。

5. 抽搐

　　抽搐又称抽风、惊厥,是儿科常见急症。

　　儿童抽搐常见两类原因:(1)由感染引起的抽搐;(2)非感染性抽搐。

【真题训练】

(2021.4)(单项选择题):学前儿童腹泻的常见原因除了肠原性腹泻外,还有一种是(　　　)。

A. 细菌性腹泻　　　　　　　　　　B. 食物中毒腹泻

C. 食物过敏腹泻　　　　　　　　　D. 功能性腹泻

【答案】D

【解析】学前儿童腹泻的常见原因除了肠原性腹泻外,还有一种是功能性腹泻,指的是由紧张、压力过大、情绪激动、饥饿、暴饮暴食、大量服用抗生素等引发肠道功能紊乱而出现的腹泻。

考点三:常用护理技术

(一)体温测量与降温

1. 测体温

判断学前儿童是否发烧,通常要用体温表测量。常用的体温表分水银体温计和电子体温计两类。其中,水银体温计又分腋下体温计(腋表)、口含体温计(口表)和直肠体温计(肛表)三种。人体各部位的基础温度不同,肛门温度更接近实际体温,但因腋温易采集,目前广泛使用的是测腋温的方式。

腋温测量方法:测量前先将体温表用酒精消毒,水银甩至35℃以下;然后放置在儿童腋下,夹紧胳膊,5分钟后取出读数。

正常腋温是36~37℃,口温和肛温的正常温度依次递增0.5摄氏度。临床上通常将37.5~38℃称低烧,38.1~39℃称中度发烧,39.1~41℃为高烧,41℃以上为超高烧。

2. 降温

常用的降温方法:(1)冷敷;(2)冰敷;(3)酒精擦浴;(4)药物降温。

(二)数脉搏

动脉搏动即脉搏。心脏每跳动一次,从身体浅表的动脉上可摸到一次搏动,这种搏动称为脉搏,常测量的部位是桡动脉。

脉搏的测量方法:成人用食指、中指、无名指的指腹(小婴儿用食指和中指即可)按在幼儿掌面腕部皮肤的横纹下偏拇指侧部位,即可感受到动脉搏动的冲击感。

(三)观察呼吸

正常儿童呼吸节律均匀,年龄越小,呼吸频率越高。

呼吸的测量方法:因婴幼儿呈腹式呼吸,故通过观察计数学前儿童安静状态下腹部的起伏次数即可测量,通常一吸一呼为一次呼吸。

(四)热敷与冷敷

1. 热敷

热敷的方法:(1)用热水将毛巾浸湿,敷在伤处。毛巾温度下降后再重新换热毛巾,反复进行约20分钟。(2)将热水袋用毛巾包裹放在患处。

注意事项:热敷适合挫伤、扭伤等原因造成的局部肿胀;热敷一定在受伤24小时后使用;使用热敷时要注意避免烫伤,热敷的温度以儿童能承受的温度为宜。

2. 冷敷

冷敷的方法:(1)用冷水将毛巾浸湿,叠成小方块敷在受伤部位,如鼻出血,将冷毛巾敷在前额处。(2)将冰块捣碎,装在塑料袋中扎紧,再用毛巾包裹塑料袋,放置在受伤部位。

注意事项:冷敷一般是在伤后马上使用,后颈、前胸、腹部、脚心等敏感部位不宜冷敷。

(五)止抽搐

抽搐的处理方法:(1)将患儿平放,立即压迫人中和合谷两处穴位(人中在鼻唇沟上1/3与下2/3之处;合谷在大拇指与食指之间的虎口处)。(2)抽搐严重者要用纱布包一硬物(牙刷柄或筷子)放在上下牙之间,防止咬破舌头造成大量出血,出现窒息。(3)高烧抽搐者应立即降温。等儿童停止抽搐后立即将其送医院处理。

（六）给药

1. 口服药

喂药技巧:(1) 一气呵成;(2) 空腹喂药;(3) 减少苦味;(4) 汤勺喂药;(5) 吸管喂药;(6) 手指喂药。

给药的注意事项:(1) 做好药品的交接与登记,并请家长签字确认。(2) 看清楚药物的剂量、服用方法及服药时间和次数。(3) 不要强行给婴幼儿灌药,以免将药呛入气管。(4) 不要将药物混在饮料、奶中喂儿童,不要用茶水服药,这样会降低药效。(5) 教师给患儿服药后要及时进行记录并保留药瓶和药袋 3 天。(6) 吃药时给孩子一些鼓励和表扬可收到很好的效果。

2. 外用药

(1) 滴眼药。让患儿头稍后仰,眼睛看自己的头顶,拉开下眼皮,将眼药水或眼药膏滴入下眼皮内;患儿将眼睛闭上 1~2 分钟。如果是眼药膏,上完药后让患儿闭眼,用手轻轻揉一下眼皮即可。

(2) 滴耳药。先用棉签轻轻擦去外耳道内的脓性分泌物,让患儿呈侧卧姿势,病耳朝上;一手牵拉其耳郭,另一手将药液滴入耳孔中央。然后,轻压耳孔前的小突起,保持侧卧姿势 5~10 分钟。

(3) 皮肤涂擦。为患儿皮肤抹药前,要先将患处皮肤用温水洗净,再用棉签、纱布等蘸药水或药膏敷上。因学前儿童皮肤比较娇嫩,在涂抹的时候动作要轻,不要对伤口造成二次损伤。

（七）伤口消毒处理

1. 酒精

酒精是常用的皮肤消毒剂之一,使用浓度为 75% 的医用酒精,涂抹伤口及附近的皮肤。消毒时以伤口为中心,从里到外进行涂抹。酒精消毒常用于对小的伤口、小疖肿、脓疱、新生儿脐部等的消毒和消炎。

2. 碘酒

碘酒是碘或碘化钾溶入酒精配制而成的,是良好的皮肤消毒剂,有杀菌、抑制细菌生长的作用。碘酒的适用范围与酒精相同,但它对皮肤的刺激较大,一般在用碘酒消毒皮肤后,会再用酒精消毒,以减少对皮肤的刺激。如医院注射时先用碘酒消毒,再用酒精消毒。

【真题训练】

1.(2021. 10)(单项选择题):学前儿童摔伤后皮肤淤青应采取(　　　)。

A. 热敷　　　　　　　　　　B. 冷敷

C. 指压式止血　　　　　　　D. 毛巾包裹

【答案】B

【解析】冷敷的作用是借助冷刺激促毛细血管收缩,减少出血,减轻局部疼痛,通常用在外伤出血刚发生不久,如儿童鼻出血、摔伤后皮肤淤青等。

2.(2018.4)(单项选择题):滴眼药时,应将眼药水或眼药膏滴在(　　　)。

A. 上眼皮内　　　　　　　　　　B. 下眼皮内

C. 上、下眼皮内　　　　　　　　D. 眼球上

【答案】B

【解析】滴眼药时让患儿头稍后仰,眼睛看自己的头顶,拉开下眼皮,将眼药水或眼药膏滴入下眼皮内;患儿将眼睛闭上 1～2 分钟。如果是眼药膏,上完药后让患儿闭眼,用手轻轻揉一下眼皮即可。

考点四: 呼吸系统常见病

学前儿童常见的呼吸系统疾病有普通感冒、急性支气管炎、支气管哮喘、急性扁桃体炎、肺炎等。

(一) 普通感冒

1. 病因

普通感冒大多由病毒感染引起(占 70%～80%),少数由细菌、支原体等病原体感染所致。引起普通感冒的病原体大约有 200 余种,常见的有鼻病毒、冠状病毒、合胞病毒、腺病毒、副流感病毒等。

2. 症状

婴幼儿感冒发病比成人急,常表现为发烧、咳嗽、流鼻涕等症状,最突出的症状是发烧,且多为高烧,有的儿童甚至出现高烧抽搐症状。一些患儿同时伴有食欲下降、哭闹、腹痛、腹泻等症状。

3. 护理及预防

普通感冒护理的重点是,适当减少患儿的活动,让儿童多休息、多饮水,保持室内空气新鲜、流通,饮食清淡。

平时,托幼园所针对体弱儿童,要有意识地加强其锻炼和营养,不要给孩子穿衣过多,随气候变化做好添、减衣物的日常照料工作。

(二) 急性支气管炎

急性支气管炎是由细菌、病毒引起的支气管黏膜的急性炎症,多发于冬季,常继发于上呼吸道感染,炎症蔓延波及下呼吸道。急性支气管炎是学前儿童常见的呼吸系统疾病。

1. 病因

气管炎多由细菌、病毒引起或两者合并感染。常见诱因是受凉、疲劳、营养不良、佝偻病、体弱、过敏等。

2. 症状

发病初期患儿表现为上呼吸道感染的一系列症状,如发烧、流鼻涕、咳嗽等,尤其以干咳为主要特征。随着炎症的向下蔓延,气管黏膜出现充血、水肿,产生大量的黏液、痰液时,患儿的咳嗽加重,变为带痰声的咳嗽,能听见患儿嗓子里有呼噜声,大一点的孩子可咳出浓痰。同时,常伴有食欲下降、发烧、呕吐、腹泻、没有精神等全身症状。

3. 护理及预防

注意保持室内空气流通、新鲜,房间里最好放置一盆水,保持空气的湿度。饮食方面以清淡易消化、孩子爱吃为宜。患儿咳嗽时,帮助患儿拍背(由下至上)促痰液排出。咳嗽严重者在医生的指导下服用化痰祛痰药物。

在预防方面,气候和季节变化之际要注意预防感冒。增强儿童的体质和免疫力,平时注意锻炼和保证营养全面平衡。

(三) 支气管哮喘

支气管哮喘是一种反复发作的呼吸道过敏性疾病。

1. 病因

一般认为患支气管哮喘的婴幼儿多有家族史或过敏史。婴幼儿湿疹、过敏性鼻炎、细菌感染、气候变化、吸入过敏物、食入致敏物(如鱼、虾、某些水果)等都可能导致毛细支气管的炎症反应,出现哮喘。

2. 症状

支气管哮喘发作前多有感冒病史。哮喘多在夜间发作,表现为儿童烦躁不安,不能平卧,呼吸困难,常伴有面色苍白、口唇青紫、两侧鼻翼起伏扇动等症状。

3. 护理及预防

发作期间,要立即服用止喘药,哮喘持续不缓解者要将其送医院处理。患儿的房间要保持环境清洁,无灰尘、无油烟、无烟雾,杜绝过敏物,保持室内空气新鲜、流通。注意患儿的保温,发病期间患儿对温度变化比较敏感,要及时添加衣物。照料中,要注意观察患儿哮喘的症状变化,呼吸困难者及时将其送医院。

预防支气管哮喘,应避免婴幼儿接触过敏原。如果对患儿过敏原不清楚,应建议家长带孩子到医院查找其致敏物质,以便在日常生活中有意识地避免接触。同时,要尽量减少儿童呼吸道感染的发生。一旦感染要及时治疗,清除呼吸道病灶。平时注意避免劳累、受凉等,鼓励儿童锻炼。

(四) 急性扁桃体炎

急性扁桃体炎是婴幼儿发病率较高的上呼吸系统疾病。

1. 病因

引起扁桃体炎的病原体多见 β-溶血性链球菌。

2. 症状

急性扁桃体炎发病急。开始为怕冷,继之发烧,体温可高达 39~40℃,并伴有嗓子疼痛、头疼、全身疼痛等症状。

3. 护理与治疗

急性扁桃体炎一般采用抗生素治疗,对体温过高者进行降温处理。护理要点是保证患儿进食。鼓励患儿吃东西,选择刺激性小、易消化、软烂的半流质或流质食品,保证营养供给。进食后要用温盐水漱口,使患儿保持口腔清洁。同时,要注意多休息、多饮水。

目前临床一般不主张手术切除治疗,如有以下几种情况,可考虑手术切除:(1)扁桃体反复发炎,每次发作伴有高烧,影响到儿童的生长发育。(2)已形成慢性病灶,常诱发中耳炎、急性肾炎、心肌炎。(3)扁桃体生理性肿大,影响了儿童的吞咽和呼吸,夜间打呼噜严重。

考点五: 消化系统常见病

消化系统疾病是婴幼儿发病率排在第二位的一组常见病。学前儿童常见消化不良、急性肠炎、肠痉挛、肠套叠、急性阑尾炎、便秘等疾病。

(一) 急性肠炎

肠炎是一组由多病因、多因素导致,临床表现以腹痛、腹泻为典型症状的婴幼儿常见病。通常临床上根据病因将其分为非感染性肠炎和感染性肠炎。

1. 病因

非感染性肠炎多见饮食不当。非感染性腹泻主要表现为大便性状的改变。

感染性肠炎分肠道内感染和肠道外感染。肠道内感染主要由食物或食具被病原体污染,造成肠道感染而出现腹泻。常见的感染性腹泻有致病性大肠杆菌肠炎、轮状病毒肠炎、白色念珠菌肠炎等。另外,学前儿童患感冒、肺炎、急性扁桃体炎、急性中耳炎等肠道外疾病,也可引发肠炎,出现腹泻等症状。

2. 症状

(1)致病性大肠杆菌肠炎表现为发烧、腹泻,刚开始拉不消化的大便,1~2 天后大便呈蛋花样,每天大便次数为数次至 10 余次。

(2)轮状病毒肠炎早期表现为上呼吸道感染的症状,如发烧、流鼻涕、鼻塞等,1~2 天出现腹泻,大便呈水样泻(大便以水为主,无臭味),每天大便次数 10 余次甚至更多,易发生脱水和电解质紊乱,严重者危及生命。病程为 7~10 天。

3. 护理要点

肠炎的护理主要是防止脱水和电解质紊乱。

4. 预防

(1)提倡母乳喂养,减少婴儿肠炎的发生。

(2)注意饮食卫生,防止病从口入,养成婴幼儿饭前便后洗手的好习惯。

（3）体弱儿童要加强锻炼,增强体质和免疫力。

（二）肠痉挛

肠痉挛是肠壁平滑肌受刺激强烈收缩而引起的阵发性腹痛,又称肠绞痛。

1. 病因

肠痉挛分原发性与继发性两类,前者占到70%左右。原发性肠痉挛病因尚不清楚,一般认为与婴儿进食不当或吸入冷空气刺激有关。幼儿肠痉挛可能与过敏体质、暴饮暴食、肠寄生虫毒素刺激等有关。继发性肠痉挛是因肠腔内器质性病变,如阑尾炎、肠炎、肠梗阻等疾病刺激产生。

2. 症状

肠痉挛临床表现为突然发作,平时健康儿童突然哭闹,出现阵发性腹痛。腹痛部位主要在脐周,每次发作持续数分钟至数十分钟,时痛时止,一般反复发作几次后自愈。疼痛时腹部发硬,按摩或用热水袋热敷可缓解疼痛症状。

3. 护理及预防

一般原发性肠痉挛不需要药物治疗。发病时让患儿平卧,用暖手按摩腹部或用热水袋热敷,多数患儿数分钟后可自行缓解。有时患儿放屁后将肠内气体排出,疼痛也会自行缓解。

预防肠痉挛,应注意婴幼儿饮食,添加辅食时应由少到多,渐进添加,合理喂养。学前儿童进食应避免暴饮暴食,避免吃过量的冷饮及不易消化的食品。夜间睡眠要注意儿童腹部保暖。

（三）便秘

1. 病因

导致婴幼儿便秘的原因有:生理结构;饮食结构;排便习惯不好。

2. 症状

便秘的主要症状是腹痛、腹胀,拉不出大便。有些患儿因大便干燥,使劲大便时会造成肛门肌肉撕裂,肛门出血、疼痛。

3. 护理及预防

对连续几天不能排大便的患儿,可用开塞露或肥皂(将肥皂切一小块,蘸水搓成小拇指大小的圆柱形,塞入肛门)帮助患儿排便。或采用按摩方法,成人用手掌顺时针方向按摩婴幼儿的腹部,每日1~2次,每次3分钟。需要注意的是,不要给患儿服用泻药。

预防便秘更为重要:

（1）婴幼儿一日生活安排要有规律,养成幼儿每天定时大便的习惯。

（2）调整婴幼儿饮食结构,适当增加一些蔬菜、粗粮杂粮,或在便秘儿童的菜中适当增加一点油。

考点六：口腔及五官常见病

（一）龋齿

1. 病因

龋齿是细菌、食物残渣和个体因素三者共同作用的结果,三者缺一不可。

（1）口腔中的产酸细菌是致病的必要条件。

（2）口腔中的食物残渣(主要是糖类物质)是致病的前提条件。

（3）个体牙齿排列不整齐、牙钙化不良、唾液分泌量少等因素是致龋的易患因素。

我国儿童龋齿高发与婴幼儿平时零食摄入过多有直接关系。

2. 症状

龋齿好发于磨牙和双尖牙的咬合面、裂沟中。龋齿发病早期病程发展慢,没有任何症状,检查时可见牙表面变黑或有一个小洞。当龋洞变深,破坏到牙本质时,病牙遇冷、热、酸、甜等刺激时感觉不适,或引发疼痛。患儿吃饭时经常会有食物嵌在龋洞的情况,让人不舒服。当牙髓腔被破坏时,出现剧烈疼痛、病牙处的牙龈红肿,引发牙髓炎。

3. 护理及预防

早预防、早发现、早治疗是龋齿预防和护理的关键。

龋齿的预防:（1）保持口腔和牙齿清洁,养成每天早晚刷牙、饭后漱口的好习惯。（2）注意吃钙、磷丰富的食品,多晒太阳,使用含氟牙膏,使牙齿变得坚硬。（3）窝沟封闭。（4）"涂氟"。（5）定期检查。

（二）斜视

斜视是指看物时,两眼眼球不在同一水平面上。通常斜视分内斜和外斜,单眼斜视和双眼斜视。

1. 病因

（1）患儿视神经或眼肌受到损伤,使眼球失去神经或肌肉的控制,出现向内或向外倾斜的现象。

（2）患有近视或远视。

2. 危害

斜视会影响患儿视觉功能的发育。

3. 护理要点

早发现、早治疗是减少斜视对儿童视觉功能伤害的关键。一旦发现儿童眼睛出现异常,要尽早就医治疗,配合医生进行眼部手术或佩戴矫正眼镜。年龄越小,治疗效果越好。

（三）弱视

凡眼球无器质性病变,经矫正后视力仍不能达到正常者,称弱视。弱视分单眼弱视和双眼弱视,先天弱视和后天弱视。

1. 病因

常见病因:(1)先天性弱视;(2)斜视性弱视;(3)屈光参差性弱视;(4)剥夺性弱视。

2. 危害

(1)弱视无法通过配镜矫正视力,患儿总处在视物不清的状态,影响其生活和学习;(2)弱视儿童的立体视觉受到影响,分辨不清物体的远近、深浅,不能做精细活动。

3. 护理及预防

注意观察儿童,做到早发现、早治疗。6岁前是治疗弱视的最佳期,早期干预可帮助儿童恢复视觉功能。托幼园所要定期检查儿童的视力,尽早发现问题。

弱视多采用遮盖法矫正,即给患儿配一副眼镜,把正常的一只眼用黑色眼罩盖住,强迫孩子用视力差的眼睛看物体,通过强制性锻炼使其功能逐渐恢复。

(四)急性中耳炎

1. 病因

口腔与中耳通过咽鼓管相连。成人的咽鼓管为斜向上,幼儿的咽鼓管呈水平位,且短而直,口腔中的细菌很容易通过咽鼓管进入中耳引发炎症,尤其在咳嗽、擤鼻涕、打喷嚏时,细菌很容易顺着气流进入中耳,引起急性中耳炎。

2. 症状

急性中耳炎发病急,临床表现为高烧、耳痛(可放射到头部、牙齿、颈部等)、吞咽困难。小年龄幼儿表现为烦躁不安、哭闹、用手抓耳朵、揪头发、拒绝吃奶等。检查可发现鼓膜红肿,充血。数天后,鼓膜穿孔,外耳道有脓液流出,耳痛症状减轻,高烧也逐渐消退。

3. 护理及预防

注意休息,鼓励患儿进食。及时到医院治疗,控制炎症。

预防急性中耳炎,一是教给儿童正确的擤鼻涕方法;二是洗头、洗澡时避免污水入耳,保持外耳道清洁。

【真题训练】

1.(2021.4)(单项选择题):龋齿致病因素中的必要条件是(　　)。

A. 食物残渣　　　　　　　　　　B. 牙钙化不良

C. 唾液分泌量少　　　　　　　　D. 产酸细菌

【答案】D

【解析】龋齿是由细菌、食物残渣和个体因素三者共同作用的结果,三者缺一不可。口腔中的产酸细菌是致病的必要条件。

2.(2021.4)(单项选择题):早期干预可帮助儿童恢复视觉功能,治疗弱视的最佳期是(　　)。

A. 6岁前　　　　　　　　　　　　B. 8岁

C. 10 岁   D. 12 岁后

【答案】A

【解析】6 岁前是治疗弱视的最佳期,早期干预可帮助儿童恢复视觉功能。

考点七：皮肤常见病

（一）痱子

痱子是夏季常见皮肤病,在南方地区发病率高,主要原因是高温、潮湿、出汗多、不易蒸发、堵塞汗腺口。

1. 症状

痱子初起为小红疹子,继之出现成群红色小丘疹。痱子的好发部位为颈部、头皮、前额、背部、前胸等处。患痱子处皮肤发红、瘙痒,有烧灼感,容易被挠破,感染化脓。同时,患儿会因瘙痒而烦躁、哭闹。

2. 护理及预防

如痱子不严重,可用温水清洗,并用毛巾将身体擦干,再用痱子粉或痱子药水在患处涂擦,大多可自退。日常生活中应勤洗澡,保持皮肤干燥,不要让汗液浸泡痱子。如果痱子已感染,应涂专门的治疗热痱的药膏(有消炎、止痒作用),严禁去挤脓,以免发生并发症。

夏天要注意勤换衣服、勤洗澡,及时将汗液和污垢洗除。天气炎热给幼儿洗澡时,可在洗澡水中加入"十滴水",最好用温水洗澡。同时,应注意通风、降温,避免温度过高、过热。儿童夏季衣服最好选用透气性好、吸汗性强、宽松的棉织品。

（二）湿疹

湿疹是婴幼儿常见的过敏性皮肤病,又称奶癣。

1. 病因

患湿疹的儿童多属过敏性体质,对鱼、虾、蛋等蛋白质类食物过敏。同时,一些环境因素,如动物皮毛、花粉、灰尘、肥皂、药物、化妆品、日光、湿热等也可诱发湿疹。

2. 症状

湿疹多见于面颊、眉部、耳后、头皮及臀部、肘窝等部位,初起为两侧对称的小红丘疹,以后融合为成片的红斑,表面有白色皮屑并渗出少量黄水,最终形成黄色痂。因皮损部位瘙痒,患儿会哭闹,不能安静入睡。

3. 护理及预防

湿疹患儿应就医,在医生的指导下用药。在日常照料时,要注意保持皮肤的清洁,尤其是皮肤褶皱处要清洗到。洗澡后使用非油性的润肤霜,勿用热水、肥皂等刺激物清洁皮肤。衣物选用纯棉制品,少穿毛织品、化纤类服装。平时,要注意避免给患儿吃引起过敏的食物。

（三）疖肿

疖肿是婴幼儿易患的化脓性皮肤病。

1. 病因

疖肿多与婴幼儿免疫力低、卫生条件差等因素有关。发病多见头面部、颈背部及腹部等多汗、易摩擦的部位。

2. 症状

本病初起患处会出现毛囊性炎症丘疹，皮肤发红，有微肿的圆形硬结，触之疼痛。以后逐渐长大，数天后疖肿化脓形成黄白色脓栓，破溃、脓液流出，炎症逐渐消退而愈。疖肿常单发，也可见 3~5 个多发。患儿可伴有轻度的发热、厌食。如处理不当，可使炎症扩散。

3. 护理及预防

疖肿疼痛时不要让患儿去抓挠或挤疖，防止感染扩大，加重病情。尤其是面部的疖肿，千万不要按压，防止病菌扩散到大脑。可用酒精或一茶匙食盐融在一杯温水中擦洗患部，防止感染扩大。平时，注意皮肤的清洁卫生，常洗澡、勤更衣。

考点八：常见营养性疾病

营养性疾病是指体内营养素摄入过多或过少，导致机体营养过剩或营养缺乏及营养代谢异常的一类疾病。

（一）缺铁性贫血

缺铁性贫血发病多见 6 个月至 2 岁左右的婴幼儿，是婴幼儿发病率较高的营养性疾病。

1. 病因

缺铁性贫血是合成血红蛋白的铁不足所致。患儿缺铁的常见原因有：生长发育过快，机体对铁需求量大，饮食中未能及时补充；铁摄入不足；体内储存铁不足；疾病。

2. 症状

铁在人体内主要参与氧和二氧化碳的运送，长期慢性缺铁会导致红细胞携氧能力下降，大脑和各器官因缺氧功能下降，表现为记忆力下降、注意力不集中、反应慢、生长发育减慢等症状。

通常缺铁性贫血病情发展比较缓慢。早期轻度贫血者临床上不表现任何自觉症状，往往是体检时被发现。中、重度贫血可表现出一系列临床症状和体征，如面色苍白，指甲、眼结膜、嘴唇发白，全身无力、疲倦，心率快、烦躁、爱哭，头发无光泽、毛发脱落，容易感染生病，个别儿童出现异食症。

3. 护理及预防

轻度贫血一般不需要治疗，中、重度贫血病儿应在医生指导下服用铁剂。

为预防缺铁性贫血，母亲怀孕后期要注意补铁；婴幼儿的饮食应选择含铁丰富的食品；婴儿半岁后要添加蛋黄，7~8 个月时添加动物血、动物肝、瘦肉等。早产儿和生长发育快的儿童应在医生指导下适当补铁，或选择一些铁强化食品等。

（二）佝偻病

佝偻病俗称软骨病，是婴幼儿时期常见的慢性营养性疾病。

1. 病因

佝偻病的病因是体内缺乏维生素 D 导致钙、磷代谢失常。钙不能正常地沉积到骨组织，表现出以骨骼改变和神经系统症状为特征的营养性疾病。

导致维生素 D 缺乏的主要原因有：晒太阳少，缺乏户外活动；疾病影响；维生素 D 摄入不足；环境因素。

2. 症状

佝偻病发病初期主要以神经系统症状为主，如烦躁不安、爱哭闹、对周围环境不感兴趣，睡觉不踏实、反复翻身、易惊醒、夜间易出汗（与季节、穿盖、温度无关），由于头部出汗多，刺激皮肤瘙痒，因此婴儿喜欢把头在枕头上来回蹭，出现枕部头发脱落的现象，称枕秃。

病情进一步发展会出现骨骼异常改变。

3. 护理及预防

佝偻病患儿要在医生指导下用药。在日常照料中，患病婴幼儿不宜久坐、久站，避免骨骼变形。注意多休息，多晒太阳，多进行户外活动。饮食中增加含钙丰富的食物，如牛奶、酸奶、奶酪等。

预防佝偻病，应在婴儿满月后及时给婴儿添加鱼肝油，补充维生素 D；经常带孩子在户外活动和晒太阳，促进皮肤下的 7-脱氢胆固醇转化；也可选择强化了维生素 A、D 的牛奶或奶粉。

（三）锌缺乏症

1. 症状

锌缺乏症的典型症状为食欲不振，生长发育减慢。患儿表现为味觉减退，喜欢吃口味重的食物，食欲差，个别患儿甚至出现异食癖（喜欢吃墙皮、生米、纸张等）；同时伴有身高、体重增速慢，体格矮小，易感染患病。缺锌影响上皮组织的生长，患儿易患呼吸道、消化道、泌尿道等疾病，有些患儿伴有反复口腔溃疡，创伤愈合迟缓等。

2. 护理及预防

在医生指导下补充锌剂，同时补充含锌丰富的食物，如牡蛎、鲜鱼、瘦肉、肝、蛋等。

（四）维生素 A 缺乏症

1. 病因

导致维生素 A 缺乏的主要原因：维生素 A 和胡萝卜素摄入不足；食物中脂肪摄入量少。

2. 症状

维生素 A 缺乏症的临床表现为：眼睛发干，患夜盲症；全身皮肤干燥、鳞状脱屑、角化增生，尤其是上臂外侧和大腿前侧皮肤出现"鸡皮样"改变（皮肤粗糙，长小丘疹）；易感染各种呼吸道、泌尿道疾病；生长发育速度减慢。

3. 护理及预防

在医生指导下补充维生素 A。

预防维生素 A 缺乏,可在婴儿满月后开始添加鱼肝油(鱼肝油含维生素 A、D)。平时多吃含丰富维生素 A 和胡萝卜素的食物,如动物肝脏、蛋黄和奶,深颜色蔬菜(胡萝卜、西红柿、南瓜、红薯、甘蓝等)。服用维生素 A 补充剂时要遵循医嘱,注意剂量,防止过量服用造成维生素 A 中毒。

(五)单纯性肥胖

单纯性肥胖是指非疾病所致的肥胖,单纯性肥胖占肥胖儿童的 95% ~ 97%。

1. 病因

单纯性肥胖的直接病因是食物摄入大于消耗,营养过剩。导致营养过剩的原因十分复杂,大致可归纳为:不良饮食习惯;不良生活方式;遗传因素;不正确的养育方式。

2. 症状

通常肥胖儿童表现为食欲旺盛、喜吃甜食和高脂肪食物,进食速度快、活动少。中度和重度肥胖者时常有疲劳感,一动就感到累,怕热、多汗、腹部膨隆下垂、行动不灵活等。

3. 护理及预防

适当改变饮食习惯,增加运动。

【真题训练】

1.(2020. 10)(单项选择题):烦躁、多汗、枕秃是婴儿(　　)。

A. 贫血症状　　　　　　　　　　　B. 佝偻病症状

C. 锌缺乏症状　　　　　　　　　　D. 维生素 A 缺乏症状

【答案】B

【解析】佝偻病发病初期主要以神经系统症状为主,如烦躁不安、爱哭闹、对周围环境不感兴趣,睡觉不踏实、反复翻身、易惊醒、夜间易出汗(与季节、穿盖、温度无关),由于头部出汗多,刺激皮肤瘙痒,婴儿喜欢把头在枕头上来回蹭,出现枕部头发脱落的现象,称枕秃。

2.(2021. 4)(单项选择题):学前儿童出现异食症,喜欢吃正常食物以外的物品,可能是因为(　　)。

A. 缺铜　　　　　　　　　　　　　B. 缺钙

C. 缺维生素　　　　　　　　　　　D. 缺锌

【答案】D

【解析】锌缺乏症的典型症状为食欲不振,生长发育减慢。患儿表现为味觉减退,喜欢吃口味重的食物,食欲差,个别患儿甚至出现异食癖(喜欢吃墙皮、生米、纸张等)。

3.(2021. 4)(单项选择题):某种维生素参与人体暗视觉的形成,缺乏时会导致儿童失明,这种维生素是(　　)。

A. 维生素 A　　　　　　　　　　　B. 维生素 D

C. 维生素 E　　　　　　　　　　　D. 维生素 K

【答案】A

【解析】维生素 A 缺乏症是体内缺乏维生素 A 而引起的全身性疾病。在我国贫困地区该病发生率高,并成为儿童失明的主要原因。

4.(2019.4)(单项选择题):按临床上的诊断标准,学前儿童超过标准体重的 20% ~ 30% 为(   )。

A. 轻度肥胖   B. 超重

C. 中度肥胖   D. 重度肥胖

【答案】A

【解析】临床上诊断学前儿童肥胖通常使用标准体重。凡超过儿童标准体重 20% 以上者为肥胖,超过 10% ~ 20% 为超重。其中,超过标准体重的 20% ~ 30% 为轻度肥胖,超过 30% ~ 50% 为中度肥胖,大于 50% 为重度肥胖。

考点九:传染病的流行病学特征及预防

(一)传染病的特点

传染病与非传染病比较,具有以下特征:(1)特异的病原体;(2)传染性和流行性;(3)免疫性;(4)规律性。

(二)传染病的传播与流行

传染病的传播和流行必须具备三个基本要素,即传染源、传播途径、易感者。

1. 传染源

传染源是指能传播病原体的人或动物,包括病人、携带者(健康携带者、病后携带者)和受感染的动物。

2. 传播途径

传播途径是指病原体经一定方式侵入另一易感者所经由的途径。每种传染病有其特定的某一或某几种传播途径。常见的传播途径有:空气传播、饮食传播、接触传播、虫媒传播、血液传播、母婴传播。

3. 易感者

易感者是指对某种传染病缺乏特异性免疫力或免疫力较弱,被传染后易发病的人。

(三)幼儿园传染病的管理与预防

幼儿园可通过管理传染源,切断传播途径,提高易感儿童的抵抗力等举措来防止传染病的流行。

1. 管理传染源

管理传染源是指通过及时发现传染源,并对其实施控制,以减少接触和传播他人的机会。保健医生应及时了解当地传染病流行情况,一旦出现疫情,及时向班级教师通报,加强常规检查,做到早预防、早发现、早隔离、早报告。

2. 切断传播途径

根据传染病的传播途径,采取相应预防措施,使病原体无法在人群中扩散。

（1）一般性预防性措施。

（2）针对性预防措施。

3. 提高易感者的抵抗力

提升学前儿童的抵抗力,是保护儿童预防传染病的最佳措施。通常的做法如下:

（1）预防接种;

（2）体育锻炼;

（3）营养与睡眠。

【真题训练】

1.（2021.10）（单项选择题）:关于传染病的说法,正确的是（　　）。

A. 传染病可以由不同的病原体感染而发病

B. 由病原体感染引起的能在人与人之间,或人与动物之间传播流行的疾病

C. 一般传染病都会单一发病

D. 不同传染病产生的特异性抗体在体内持续时间一致

【答案】B

【解析】传染病是由病原体感染引起的能在人与人之间,或人与动物之间传播流行的疾病。

2.（2021.4）（单项选择题）:可通过虫媒传播的传染病是（　　）。

A. 乙肝　　　　　　　　　　B. 腮腺炎

C. 水痘　　　　　　　　　　D. 乙型脑炎

【答案】D

【解析】虫媒传播指的是病原体通过昆虫（蚊子、跳蚤、虱子、苍蝇）叮咬人或动物,或污染食物而传播致病,如乙型脑炎、出血热、痢疾、鼠疫、斑疹伤寒等。

考点十：幼儿园常见传染病及预防

（一）流行性感冒

流行性感冒又称流感,是由流感病毒引起的急性呼吸道传染病。

1. 病因

流感病毒存在于病人的鼻涕、口水、痰液等分泌物中,主要经空气飞沫和接触传播。病毒经说话、咳嗽、打喷嚏等方式排出体外,被吸入感染患病,或病毒污染手,通过握手间接感染。

2. 症状

流感的临床典型表现是发病急,患儿出现畏寒、发烧的症状,体温可迅速上升到 39～

40℃,同时伴有头痛、全身肌肉酸痛等症状。部分患儿有轻度的流鼻涕、打喷嚏、鼻塞等症状,也有部分患儿出现轻度的腹痛、恶心、呕吐、腹泻等胃肠道症状。高烧时,患儿面颊发红、咽部充血。上述症状持续 1~2 天,一般在 3~4 天退烧,其他症状也随之消失,也有患儿症状较轻。

3. 护理及预防

一般不主张对流感患儿用抗生素,可服用板蓝根冲剂、小儿清热解毒冲剂等。在日常生活照料时,注意让患儿多休息、多饮水、吃清淡易消化的食物;发烧时可采用物理降温或药物降温的方式,减少患儿外出活动。流感是自限性疾病,通常 7~10 天可自愈。

预防流感重在平时注意锻炼和营养,提高免疫力。在流感流行季节,房间要注意通风换气,不去人多的公共场所,积极锻炼身体。对体质弱的幼儿,可在初秋注射流感疫苗。

(二)麻疹

麻疹是由麻疹病毒感染引起的急性呼吸道传染病。

1. 病因

麻疹病毒存在于病人的口鼻、眼的分泌物中。病人和带病毒者是传染源,主要通过咳嗽、打喷嚏等方式排出病原体,病毒经空气飞沫传播。同时,被污染的物品也可造成间接传播。病人自潜伏期末至出疹后 5 天都具传染性。

2. 症状

麻疹的潜伏期为 10 天左右。前驱期表现为发烧、咳嗽、流鼻涕、流眼泪、打喷嚏、眼结膜充血、怕光、精神不振等类似感冒症状,持续 3~4 天。

发烧 3~4 天后,病儿开始出皮疹。疹子先从患儿的耳后、颈部出现,然后是面部,自上而下,最后手心、脚心都有疹子。皮疹开始为淡红色丘疹,大小不等,高出皮肤,疹子与疹子之间皮肤正常,界线分明;之后,皮疹逐渐融合成片,全身症状加重,高烧,并出现呕吐、腹泻、咳嗽等。出疹期一般持续 3~5 天,患儿开始退烧、全身症状好转,皮疹按出疹顺序消退。消退后出皮疹处有麦麸状脱皮,并留有棕色的色素斑,2~3 周后才消失。整个病程为 10~15 天,有的患儿在出疹过程中病情加重,出现并发症,如麻疹脑炎、麻疹肺炎、心肌炎、中耳炎等。

3. 护理及预防

患病期间,患儿应卧床休息,防止高烧惊厥,注意房间通风换气,保持室内空气新鲜。同时,注意口腔、鼻腔的清洁,及时用温开水擦洗患儿眼部分泌物;给患儿吃易消化、清淡的食物,多饮水。发病中要注意观察患儿病情变化,如突然出现持续高烧,皮疹颜色改变,则有可能出现并发症,应重视。

预防麻疹的有效方法是接种麻疹疫苗。通常,按照免疫接种程序,婴儿在 8 个月时注射麻疹疫苗。

(三)水痘

水痘是由水痘病毒感染引起的呼吸道传染病。

1. 病因

水痘病毒主要存在于病人的鼻、咽分泌物和水疱的胞浆中，主要经空气飞沫传播和接触传播。患儿通过说话、咳嗽、打喷嚏等方式将病毒播散到空气中，易感者吸入后感染患病；或病人皮肤上的水疱破溃，带有病毒的胞液污染食具、玩具、被褥、毛巾等，易感者接触后致病。

2. 症状

通常接触传染源后 2~3 周发病（潜伏期 10~21 天）。患儿发病初期表现为发烧、咽痛、流鼻涕等类似感冒的前驱期症状。发烧数小时后出现皮疹，皮疹先见于躯干、头部，逐渐延及面部和四肢。初起皮疹为针尖大的红色小丘疹，数小时后变为绿豆大小的水疱，大小不等，周围有红晕。水疱壁很薄易破，3~4 天后水疱开始干缩、结痂，一周后脱落（不留任何疤痕）。病程为 7~10 天。

水痘的皮疹呈向心性分布，以躯干、头部为多，四肢较少。皮疹通常分批出，因此在患儿身上可同时看到丘疹、水疱、结痂等几种情况。出皮疹时，皮肤瘙痒难忍。

3. 护理及预防

水痘主要为对症治疗，涂止痒药物，如炉甘石剂、碳酸氢钠溶液等。照料时，重点是防止患儿因瘙痒抓伤，造成皮肤感染留下疤痕。给患儿剪短指甲，保持手的清洁卫生。小年龄幼儿可给其戴手套以免抓伤患处。

幼儿园应加强对水痘传染和流行的防范。一旦发现患儿，要及时隔离，隔离时间为皮疹全部结痂脱落（2 周左右）。同时，对病儿用过的物品和房间进行彻底消毒，对接触者进行检疫（检疫期 21 天），阻止水痘流行。

（四）手足口病

手足口病是由肠道病毒感染引发的消化道传染病。

1. 病因

手足口病的病原体是 EV71 和柯萨奇病毒 A 组 16 型。病毒存在于病人的粪便、疱疹液和咽分泌物中。该病毒在外界存活能力强，对普通消毒剂不敏感。病人和隐性感染者是传染源。潜伏期病人的咽部与粪便中可检出病毒，发病一周内传染性最强。传播途径有三种，即通过粪-口途径传播、空气飞沫传播和接触传播。

2. 症状

手足口病起病急，一般潜伏期为 4~6 天，多见症状轻微者。幼儿在发病初期，常出现发烧、咳嗽、咽痛、全身不适、食欲下降等症状。进入症状期，患儿体温可达 38℃ 以上，手、足和臀部出现红色斑丘疹，1 天后丘疹转为疱疹，3~5 天后疱疹干缩、结痂、脱落。手足口病的疱疹为红色小水疱，通常不易破。患病期间，还会伴有口腔疱疹和溃疡。幼儿因疼痛影响进食。手足口病的整个病程为 7~10 天。

3. 护理及预防

手足口病的护理重点是解决口腔溃疡引起的患儿进食困难问题。

手足口病的预防重点是切断传播途径，"勤洗手、吃熟食、喝开水、勤通风、晒太阳"是预防手足口病的有效措施。

（五）风疹

风疹是由风疹病毒感染引起的急性传染病。

1.病因

风疹病毒存在于病人的鼻、咽和口腔中,经飞沫传播。该病毒传染性不强,密切接触才可能被传染。但如果母亲怀孕期间感染了风疹病毒,病毒可经胎盘传给胎儿导致先天畸形的发生。病人及病原携带者是传染源,潜伏期最后 1~2 天的病人有传染性。

2.症状

风疹的潜伏期是 2~3 周。发病初期,患儿仅有低烧及很轻的感冒症状,易被忽略。发烧(38~39℃)第二天开始出皮疹,皮疹为针尖大小的淡红色疹子,一天内全部出完。第三天体温恢复正常,皮疹开始消退。患儿出疹期间,同时伴有耳后、枕部及颈部的淋巴结肿大,肿大的淋巴结呈单个分布,有压痛。风疹病程短、症状轻、并发症少。

3.护理及预防

风疹病人因症状轻、病程短,通常不需要进行任何特殊的处理。预防风疹可接种疫苗,通常在婴儿 8 个月时接种。

（六）流行性腮腺炎

流行性腮腺炎是由腮腺病毒感染引起的急性呼吸道传染病。

1.病因

腮腺病毒存在于病人的口腔及鼻腔中,经飞沫传播,染有病毒的物品、用具也可传播,幼儿普遍易感。该病毒主要侵犯人体的腺体组织,如腮腺、睾丸、卵巢等。传染源为病人及隐性感染者,病人发病前 6 天至腮腺消肿前均有传染性。

2.症状

腮腺炎主要表现为腮腺单侧或双侧肿大、疼痛和发烧。

3.护理及预防

肿大的腮腺可采用冷敷或用一些消炎的中药,如紫金锭、如意金黄散、冰片等,涂在局部可缓解症状。患病期间,患儿要多休息,不吃酸、辣等刺激性食品,多饮水,饭后用淡盐水漱口,保持口腔清洁。病人要隔离到腮腺完全消肿为止,患儿用过的物品要进行消毒(开水烫 1~2 次即可)。

预防腮腺炎可接种麻腮风疫苗。

（七）流行性乙型脑炎

流行性乙型脑炎又叫乙脑、大脑炎,是由乙型脑炎病毒感染引起的急性中枢神经系统传染病。

1. 病因

乙脑病毒存在于病人和猪、牛、羊、马等大动物体内,经蚊子叮咬带病毒的动物再叮咬人传播该病。乙脑的传染源是病人、携带者和受感染的动物。

2. 症状

乙脑初期表现为发热、头痛等上呼吸道感染等症状。发病 2~3 天后病情加重,体温可达 40℃ 以上,同时出现脖子发硬、躁动不安、反复抽风、昏迷、说胡话、肢体瘫痪,严重者可因呼吸衰竭死亡。一般在病后 7~10 天,患儿的病情逐渐稳定,体温下降,其他症状消失,但多数患儿留下后遗症,如肢体强直、不能说话、大小便失禁、智力减退、癫痫等。

3. 预防

本病的预防重点是接种乙脑疫苗。同时,保持环境清洁、卫生,尤其要减少蚊子以及蚊子的滋生地,切断传播途径。

（八）流行性脑脊髓膜炎

流行性脑脊髓膜炎简称流脑,是由脑膜炎双球菌感染引起的急性呼吸道传染病。

1. 病因

脑膜炎双球菌存在于病人的鼻咽部、血液、皮肤瘀斑中,主要经飞沫传播。病人和带菌者是传染源,人体抵抗力低下时容易感染发病。

2. 症状

流脑发病初期表现为上呼吸道症状,如全身不适、乏力、嗓子痛、畏寒、发烧等。症状期患儿表现为高烧(39~40℃)、头痛、反复出现喷射状呕吐、烦躁不安或嗜睡、颈部发硬,皮肤有散在的出血点和瘀斑,如不及时抢救有生命危险。

3. 预防

接种流脑疫苗。流脑流行季节应减少孩子外出,不要去公共场所。平时注意房间通风换气,保持室内空气的流通和新鲜。

（九）急性细菌性痢疾

急性细菌性痢疾是由痢疾杆菌引起的肠道传染病。

1. 病因

痢疾杆菌存在于病人或带菌者的粪便中。传染源是病人和带菌者,经饮食传播,其中苍蝇是重要的媒介。

2. 症状

该病发病急,前驱期表现为突然高烧、畏寒、恶心、呕吐、腹痛、腹泻,刚开始腹泻为不消化的稀便。典型症状期出现高烧、腹泻、里急后重,大便转为脓血便(红白色的黏冻样)。化验大便可查到痢疾杆菌。

中毒性痢疾多见于 2~7 岁的儿童。临床表现为高烧(40℃ 左右)、面色苍白、四肢冰冷、抽风、昏迷、休克,如不及时抢救可危及生命。

3. 护理及预防

痢疾患儿每次大便后,应用温水清洗肛门,注意保持臀部的清洁;对高烧患儿可采用物理降温的方式;饮食以清淡、易消化的食物为主,鼓励孩子多饮水,注意腹部保暖。对大便次数过多的患儿,要防止脱水和电解质紊乱,可服用口服补液补充水分和电解质。

痢疾预防重点是个人卫生和环境卫生。

(十)病毒性肝炎

病毒性肝炎是指一组以肝脏损害为特点的传染病,包括了甲型肝炎、乙型肝炎、丙型肝炎、戊型肝炎和丁型肝炎。

1. 病因

甲型肝炎是由甲肝病毒感染引起的急性传染病。

乙型肝炎是由乙肝病毒感染所致。

丙型肝炎由丙肝病毒感染引起。

戊型肝炎是由戊型肝炎病毒感染所致,传播途径与甲肝相似。

丁型肝炎是由丁型肝炎病毒所致,常与乙肝相伴感染。

2. 症状

肝炎常见的临床类型有急性黄疸型肝炎、急性无黄疸型肝炎、慢性活动性肝炎、重症肝炎。儿童多见前两种类型。

急性黄疸型肝炎患儿表现为发热、乏力、食欲不振、厌油、恶心、呕吐、腹胀、皮肤及巩膜发黄、大便发白等。检查可发现肝脏肿大、血清转氨酶升高、肝功能异常。病程持续 2~6 周。急性无黄疸型肝炎患儿临床表现与急性黄疸型肝炎相似,但患儿不表现出皮肤、巩膜发黄,其他症状和体征相对较轻。

3. 护理及预防

急性肝炎病儿应隔离治疗,隔离时间不少于 30 天。出院后要遵从医嘱,注意休息,不要疲劳,适当增加一些优质蛋白质摄入,少摄入脂肪。

预防接种是目前预防甲肝和乙肝的最佳措施,丙肝的预防重点是管理血液和血液制品,使用安全的血液及制品。同时,注意个人卫生和饮食卫生,防止病从口入。

【真题训练】

1.(2021.10)(单项选择题):传染病中的皮疹呈向心性分布的是(   )。

A. 水痘   B. 麻疹

C. 风疹   D. 手足口病

【答案】A

【解析】水痘的皮疹呈向心性分布,以躯干、头部为多,四肢较少。

2.(2020.10)(单项选择题):流行性腮腺炎的主要传播途径是(   )。

A. 飞沫传播   B. 饮食传播

C. 血液传播　　　　　　　　　D. 虫媒传播

【答案】A

【解析】腮腺病毒存在于病人的口腔及鼻腔中,经飞沫传播,染有病毒的物品、用具也可传播,幼儿普遍易感。

考点十一：幼儿常见寄生虫疾病及预防

（一）肠蛔虫症

肠蛔虫症是幼儿感染率非常高的肠道寄生虫病,发病多见于 3~10 岁儿童,农村儿童发病率高。

1. 蛔虫的习性

蛔虫的成虫生活在小肠,蛔虫卵通过粪便排出体外。在适宜的温度和环境下,经 2 周左右发育成感染性虫卵。当儿童吃入感染性虫卵后,虫卵在小肠孵化为幼虫,幼虫穿破肠黏膜进入毛细血管→静脉,随静脉血流经肝脏→右心→肺动脉→肺泡毛细血管→肺泡→支气管→气管→消化道→小肠,最终在小肠内发育为成虫。蛔虫卵进入人体到发育成熟,需 2 个月左右。蛔虫的寿命通常为 1~2 年。

2. 症状

多数蛔虫感染者没有明显的临床症状,有时可出现腹痛。蛔虫引起的腹痛常表现为一种隐痛,疼痛部位多位于肚脐周围,疼痛不是很严重,表现为反复发作没有规律,痛完后孩子可照常玩耍,疼痛时喜欢由大人用手揉肚子。大便检查可发现蛔虫卵。当蛔虫感染严重时,可因蛔虫寄生在肠道消耗营养物质,出现贫血、食欲下降、体重下降等营养不良症状。

3. 治疗及预防

肠蛔虫症采用驱虫治疗方法,效果良好。

预防肠蛔虫症感染,要加强对幼儿卫生习惯的培养,通过宣传教育让幼儿了解蛔虫的感染途径和危害,养成爱清洁、讲卫生的好习惯,饭前便后洗手,不吃不洁净的食物,不随地大小便。

（二）蛲虫病

蛲虫病是由蛲虫卵感染所致的肠道寄生虫病,是学前儿童的常见寄生虫病。

1. 病因

蛲虫成虫很小,肉眼看像一根白线头。成虫寄生于盲肠、阑尾、结肠、直肠及回肠处。成虫交配后,雌虫夜间爬出肛门外产卵,虫卵黏附在肛门周围的皮肤上,6 小时后发育成感染性虫卵。

儿童因肛门瘙痒,用手抓挠致虫卵污染手,经手一口途径,造成自身感染,或虫卵污染衣被、物品等,造成人群间的相互感染。

2. 症状

蛲虫病常见症状是肛周瘙痒,尤以夜间为重。当雌虫产卵时,患儿肛周奇痒,影响幼儿的睡眠和情绪,可由抓挠造成局部皮肤破烂、失眠、遗尿等。

3. 预防

定期普查是否有蛲虫感染,对感染者进行驱虫治疗。做好环境卫生,对患儿的衣服、被褥、玩具、座椅等进行消毒,切断传播途径。平时注意个人卫生,饭前便后洗手,勤剪指甲、不吃手指,勤换衣裤、勤晒被。

四、 同步强化练习

1. 单项选择题

(1)给儿童测体温前要让体温表的水银线处于(　　　)。

A. 37℃ 以下　　　　　　　　　　　B. 36℃ 以下

C. 35℃ 以下　　　　　　　　　　　D. 34℃ 以下

(2)头部冷敷是物理降温的一种方法,可将冷水浸湿的小毛巾拧成半干以不滴水为度,敷在前额。换毛巾的时间一般为(　　　)。

A. 3~5 分钟　　　　　　　　　　　B. 5~10 分钟

C. 10~15 分钟　　　　　　　　　　D. 15~20 分钟

(3)1~3 岁儿童安静状态的每分钟脉搏为(　　　)。

A. 85~105 次　　　　　　　　　　B. 105~110 次

C. 110~120 次　　　　　　　　　　D. 120~140 次

(4)婴幼儿的呼吸为(　　　)。

A. 深呼吸　　　　　　　　　　　　B. 浅呼吸

C. 腹式呼吸　　　　　　　　　　　D. 胸部呼吸

(5)发生软组织损伤而局部充血、肿胀、疼痛时,初期应采用(　　　)。

A. 热敷法　　　　　　　　　　　　B. 冷敷法

C. 包扎法　　　　　　　　　　　　D. 热水浸泡法

(6)冷敷可促进毛细血管收缩,减少局部疼痛等,可以用于外伤后的(　　　)。

A. 肌肉痉挛　　　　　　　　　　　B. 鼻出血

C. 肌肉松弛　　　　　　　　　　　D. 韧带受伤

(7)学前儿童容易因疾病引发抽搐,引发抽搐的疾病不包括(　　　)。

A. 高烧　　　　　　　　　　　　　B. 癫痫病

C. 维生素 D 缺乏症　　　　　　　　D. 急性肠炎

(8)普通感冒大多由(　　　)引起。

A. 细菌感染　　　　　　　　　　　B. 中毒感染

C. 病毒感染　　　　　　　　　　　D. 维生素缺乏

（9）急性扁桃体炎一般采用（　　）。

A. 抗生素治疗 　　　　　　　　　B. 封闭治疗

C. 药物治疗 　　　　　　　　　　D. 保守治疗

（10）口服补液盐主要用于治疗（　　）。

A. 腹泻 　　　　　　　　　　　　B. 感冒

C. 脑膜炎 　　　　　　　　　　　D. 扁桃体炎

（11）婴幼儿便秘与（　　）无关。

A. 生理结构 　　　　　　　　　　B. 饮食结构

C. 排便习惯 　　　　　　　　　　D. 遗传

（12）当两眼向前视时，两眼的眼球不在同一水平面上，即（　　）。

A. 斜视 　　　　　　　　　　　　B. 弱视

C. 近视 　　　　　　　　　　　　D. 斜视性弱视

（13）小儿缺铁性贫血发病率最高的年龄为（　　）。

A. 6 岁以下 　　　　　　　　　　B. 5 岁以下

C. 4 岁以下 　　　　　　　　　　D. 3 岁以下

（14）佝偻病的发生是由于缺乏（　　）。

A. 维生素 A 　　　　　　　　　　B. 维生素 B

C. 维生素 C 　　　　　　　　　　D. 维生素 D

（15）食欲减退、异食癖患儿体内可能缺乏（　　）。

A. 铁 　　　　　　　　　　　　　B. 锌

C. 钙 　　　　　　　　　　　　　D. 维生素 A

（16）学前儿童食物中脂肪摄入量少，将导致缺乏（　　）。

A. 维生素 A 　　　　　　　　　　B. 维生素 B_1

C. 维生素 C 　　　　　　　　　　D. 维生素 B_2

（17）临床医学称之为肥胖的是超过儿童标准体重的（　　）。

A. 10% 　　　　　　　　　　　　B. 20%

C. 30% 　　　　　　　　　　　　D. 40%

（18）传染源是指能传播病原体的人或动物，下列哪项不属于传染源？（　　）

A. 病人 　　　　　　　　　　　　B. 治愈的病人

C. 未发病的病原体携带者 　　　　D. 受感染的动物

（19）决定传染病接触者的观察期限，常根据（　　）。

A. 该传染病最长潜伏期 　　　　　B. 该传染病平均潜伏期

C. 该传染病前驱期 　　　　　　　D. 该传染病的症状明显期

（20）流行性乙型脑炎是通过蚊子传播的，其传播途径属于（　　）。

A. 医源性传播 　　　　　　　　　B. 直接接触传播

C. 虫媒传播 　　　　　　　　　　D. 母婴传播

（21）麻疹病毒的主要传播途径是（　　）。

A. 空气飞沫传播　　　　　　　　　　B. 饮食传播

C. 粪—口途径传播　　　　　　　　　　D. 血液传播

（22）手足口病属于（　　）传染病。

A. 呼吸道　　　　　　　　　　　　　B. 消化道

C. 血液　　　　　　　　　　　　　　D. 体表

（23）下列不属于风疹症状的是（　　）。

A. 发病初期仅有低烧及很轻的感冒症状　　B. 发烧第二天开始出皮疹

C. 耳后、枕部及颈部的淋巴结肿大　　　　D. 起病突然，高烧可达 40℃

（24）可并发胰腺炎、睾丸炎、卵巢炎的传染病是（　　）。

A. 水痘　　　　　　　　　　　　　　B. 麻疹

C. 细菌性痢疾　　　　　　　　　　　D. 流行性腮腺炎

（25）流行性乙型脑炎通过（　　）传播，2~6 岁儿童是易发病人群，多见夏秋季发病。

A. 蚊子　　　　　　　　　　　　　　B. 飞沫

C. 饮食　　　　　　　　　　　　　　D. 粪口

（26）某患儿出现高烧、腹泻、里急后重，大便转为脓血便，该患儿可能患有（　　）。

A. 急性肠炎　　　　　　　　　　　　B. 流行性脑脊髓膜炎

C. 肠蛔虫症　　　　　　　　　　　　D. 急性细菌性痢疾

（27）目前预防甲肝和乙肝的最佳措施是（　　）。

A. 预防接种　　　　　　　　　　　　B. 体育锻炼

C. 营养与睡眠　　　　　　　　　　　D. 控制传染源

（28）蛲虫病常见的症状是（　　）。

A. 肛周瘙痒　　　　　　　　　　　　B. 闭汗、腹泻

C. 脐周疼痛　　　　　　　　　　　　D. 便血

2. 简答题

（1）简述常见的疾病分类。

（2）简述物理降温法的操作方法。

（3）简述龋齿的预防。

（4）简述儿童常见的手足口病症状。

3. 论述题

试述维生素 A 缺乏症的症状、护理及预防。

4. 案例分析

（1）案例：某小朋友发烧、咳嗽、流鼻涕、眼怕光、精神不振，口腔黏膜出现针尖大小的白点。4 天后耳后、颈部、面部到手心、脚心，自上而下的出现皮疹，伴随着高烧、呕吐等症状。

问题：

① 该小朋友得了什么病？

② 对该疾病如何护理及预防？

（2）案例：5 岁的萌萌前几天出现咳嗽、咽疼等症状，这两天体温升至 38.5℃，手、足、口和臀部出现红色斑丘疹，后转为疱疹，同时伴有口腔疱疹，因疼痛而影响进食。

问题：

① 萌萌可能患了哪种疾病？该疾病的传播途径有哪些？

② 幼儿园和家庭预防该疾病的有效措施有哪些？

五、 参考答案及解析

1. 单项选择题

（1）【答案】C

【考点】常用护理技术——测体温

【解析】体温测量前要先将体温表用酒精消毒，水银甩至 35℃ 以下。

（2）【答案】B

【考点】常用护理技术——降温

【解析】头部冷敷是用冷水浸湿毛巾，折叠成数层，放在患儿前额，每 5~10 分钟更换一次。

（3）【答案】B

【考点】常用护理技术——数脉搏

【解析】1~3 岁儿童安静状态的每分钟脉搏为 105~110 次。

（4）【答案】C

【考点】常用护理技术——观察呼吸

【解析】因婴幼儿呈腹式呼吸，故通过观察计数学前儿童安静状态下腹部的起伏次数来测量其呼吸次数，通常一吸一呼为一次呼吸。

（5）【答案】A

【考点】常用护理技术——热敷

【解析】热敷常用于儿童外伤后的消肿、保暖和解除痉挛。其作用机理是通过局部加热，促进血管扩张、血流加速，从而减轻局部组织的充血，加快皮肤下淤血的吸收，达到消肿作用。另外，热敷还有松弛局部肌肉、肌腱及韧带，解除因肌肉痉挛、强直而引起的疼痛等作用。

（6）【答案】B

【考点】常用护理技术——冷敷

【解析】冷敷的作用是借助冷刺激促进毛细血管收缩，减少出血，减轻局部疼痛，通常用在外伤出血刚发生不久，如儿童鼻出血、摔伤后皮肤淤青等。

（7）【答案】D

【考点】常用护理技术——止抽搐

【解析】学前儿童容易因高烧、癫痫病、维生素 D 缺乏症、大脑炎等疾病引发抽搐。

（8）【答案】C

【考点】呼吸系统常见病

【解析】普通感冒大多由病毒感染引起（占 70%～80%），少数由细菌、支原体等病原体感染所致。

（9）【答案】A

【考点】急性扁桃体炎

【解析】急性扁桃体炎一般采用抗生素治疗，对体温过高者进行降温处理。

（10）【答案】A

【考点】急性肠炎

【解析】"口服补液盐"是世界卫生组织推广的一项治疗脱水和电解质紊乱的有效药物。口服补液盐的成分为氯化钠、小苏打、氯化钾、葡萄糖等。腹泻患儿小剂量、多次服用可有效预防电解质紊乱和脱水。注意按说明书上的指示方法使用，一旦儿童不再腹泻应马上停药。

（11）【答案】D

【考点】便秘

【解析】导致婴幼儿便秘的原因有：① 与生理结构有关；② 与饮食结构有关；③ 排便习惯的养成不好。与遗传没有关系。

（12）【答案】A

【考点】斜视

【解析】斜视是指看物时，两眼眼球不在同一水平面上。

（13）【答案】D

【考点】缺铁性贫血

【解析】缺铁性贫血发病多见 6 个月至 2 岁左右的婴幼儿，是婴幼儿发病率较高的营养性疾病。

（14）【答案】D

【考点】佝偻病

【解析】佝偻病的病因是体内缺乏维生素 D 导致钙、磷代谢失常。钙不能正常地沉积到骨组织，表现出以骨骼改变和神经系统症状为特征的营养性疾病。

（15）【答案】B

【考点】锌缺乏症

【解析】锌缺乏症的典型症状为食欲不振，生长发育减慢。患儿表现为味觉减退，喜欢吃口味重的食物，食欲差，个别患儿甚至出现异食癖（喜欢吃墙皮、生米、纸张等）。

（16）【答案】A

【考点】维生素 A 缺乏症

【解析】维生素 A 和胡萝卜素属脂溶性维生素，它们需要有脂肪的存在，才能在肠道被溶解、吸收。如果饮食中脂肪含量少，则其吸收率下降。

（17）【答案】B

【考点】单纯性肥胖

【解析】临床上诊断学前儿童肥胖通常使用标准体重。凡超过儿童标准体重 20% 以上者为肥胖，超过 10%~20% 为超重。

（18）【答案】B

【考点】传染源

【解析】传染源是指能传播病原体的人或动物，包括病人、携带者（健康携带者、病后携带者）和受感染的动物。治愈的病人已经不携带病毒，所以不属于传染源。

（19）【答案】A

【考点】检疫期

【解析】传染病的最长潜伏期常作为检疫期，用来判断接触者是否感染了该传染病。如某人接触了传染病人，要判断其是否被传染，预防医学的通常做法是将接触者隔离观察，直到最长潜伏期结束（检疫期）。

（20）【答案】C

【考点】传染病传播途径

【解析】虫媒传播是指病原体通过昆虫（蚊子、跳蚤、虱子、苍蝇）叮咬人或动物，或污染食物而传播致病。如乙型脑炎、出血热、疾病、鼠疫、斑疹伤寒等。

（21）【答案】A

【考点】麻疹

【解析】麻疹病毒存在于病人的口鼻、眼的分泌物中。病人和带病毒者是传染源，主要通过咳嗽、打喷嚏等方式排出病原体，病毒经空气飞沫传播。同时，被污染的物品也可造成间接传播。病人自潜伏期末至出疹后 5 天都具传染性。

（22）【答案】B

【考点】手足口病

【解析】手足口病是由肠道病毒感染引发的消化道传染病。2~6 岁儿童是易感人群，多在夏秋季发病。

（23）【答案】D

【考点】风疹

【解析】风疹的潜伏期是 2~3 周。发病初期，患儿仅有低烧及很轻的感冒症状，易被忽略。发烧（38~39℃）第二天开始出皮疹，皮疹为针尖大小的淡红色疹子，一天内全部出完。第三天体温恢复正常，皮疹开始消退。患儿出疹期间，同时伴有耳后、枕部及颈部的淋巴结肿大，肿大的淋巴结呈单个分布，有压痛。风疹病程短、症状轻、并发症少。

（24）【答案】D

【考点】腮腺炎

【解析】腮腺炎可并发胰腺炎、睾丸炎、卵巢炎、脑炎等。睾丸炎和卵巢炎主要见于青春期患者。

（25）【答案】A

【考点】流行性乙型脑炎

【解析】流行性乙型脑炎又叫乙脑、大脑炎,是由乙型脑炎病毒感染引起的急性中枢神经系统传染病。该病通过蚊子传播,2~6岁儿童是易发病人群,多见夏秋季发病。该病具有起病急、病死率高、后遗症严重的特点。

（26）【答案】D

【考点】急性细菌性痢疾

【解析】急性细菌性痢疾典型症状期出现高烧、腹泻、里急后重,大便转为脓血便(红白色的黏冻样)。

（27）【答案】A

【考点】病毒性肝炎

【解析】预防接种是目前预防甲肝和乙肝的最佳措施。

（28）【答案】A

【考点】蛲虫病

【解析】蛲虫病常见症状是肛周瘙痒,尤以夜间为重。当雌虫产卵时,患儿肛周奇痒,影响幼儿的睡眠和情绪,可因抓挠造成局部皮肤破烂、失眠、遗尿等。

2. 简答题

（1）常见的分类有:① 按照致病原因,分为感染性疾病和非感染性疾病。② 按照患病部位,分为呼吸道疾病、消化道疾病、泌尿道疾病、神经系统疾病、口腔五官疾病、皮肤病、血液病。③ 按照疾病有无传染性,分为常见病和传染病。

（2）① 冷敷,将小毛巾折叠数层,放在冷水中浸湿,拧成半干,以不滴水为度,敷在前额,每5~10分钟换一次。

② 冰敷,将冰块捣碎用塑料袋包好,再包上干毛巾,放在患儿的前额降温。

③ 酒精擦浴,将75%的酒精加水稀释至30%左右,用纱布或小毛巾蘸酒精。擦拭腋窝、肘部、腹股沟、腘窝等有大血管行走的部位。

（3）① 保持口腔和牙齿清洁,养成每天早晚刷牙、饭后漱口的好习惯。

② 注意吃钙、磷丰富的食品,多晒太阳,使用含氟牙膏,使牙齿变得坚硬。

③ 窝沟封闭。目前预防龋齿最有效、最简便的方法是当儿童磨牙长出后(通常在6~7岁)进行窝沟封闭。

④ "涂氟"。将氟化泡沫挤在托盘里,让儿童轻轻咬住,2~3分钟后取出。

⑤ 定期检查。学前儿童每半年应做一次牙齿检查。

（4）手足口病起病急,一般潜伏期为4~6天,多见症状轻微者。幼儿在发病初期,常出现发烧、咳嗽、咽痛、全身不适、食欲下降等症状。进入症状期,患儿体温可达38℃以上,手、足和臀部出现红色斑丘疹,1天后丘疹转为疱疹,3~5天后疱疹干缩、结痂、脱落。手足口病的疱疹为红色小水疱,通常不易破。患病期间,还会伴有口腔疱疹和溃疡。幼儿因疼痛影响进食。

3. 论述题

维生素 A 缺乏症的临床表现为:① 眼睛发干,患夜盲症。患儿夜间或在暗光下看不清物体。眼睛因上皮组织发育不好,而出现眼泪减少、眼角膜干燥等情况,严重者出现角膜溃疡、穿孔,以致失明。② 全身皮肤干燥、鳞状脱屑、角化增生,尤其是上臂外侧和大腿前侧皮肤出现"鸡皮样"改变(皮肤粗糙,长小丘疹)。毛发干枯、失去光泽,易脱落。指甲多纹,失去光泽,变薄、脆,易折裂。③ 易感染各种呼吸道、泌尿道疾病,如反复感冒,腹泻等。④ 生长发育速度减慢。

预防维生素 A 缺乏,可在医生指导下补充维生素 A,也可在婴儿满月后开始添加鱼肝油(鱼肝油含维生素 A、D)。平时多吃含丰富维生素 A 和胡萝卜素的食物,如动物肝脏、蛋黄和奶,深颜色蔬菜(胡萝卜、西红柿、南瓜、红薯、甘蓝等)。需要提醒的是,服用维生素 A 时要遵循医嘱,注意剂量,防止过量造成维生素 A 中毒。

4. 案例分析

(1) ① 该小朋友得了麻疹。

② 护理及预防:患病期间,应卧床休息,防止高烧惊厥,注意房间通风换气,保持室内空气新鲜。同时,注意口腔、鼻腔的清洁,及时用温开水擦洗患儿眼部分泌物;给患儿吃易消化、清淡的食物,多饮水。发病中要注意观察患儿病情变化,如突然出现持续高烧,皮疹颜色改变要重视,有可能出现并发症。

预防麻疹的有效方法是接种麻疹疫苗。通常婴儿在 8 个月时按照免疫接种程序注射麻疹疫苗。

(2) ① 萌萌可能得了手足口病。手足口病传播途径有 3 种:粪—口途径传播、空气飞沫传播和接触传播。

② 勤洗手、吃熟食、喝开水、勤通风和晒太阳是预防手足口病的有效措施。

第六章
学前儿童饮食营养与保健

一、 教材知识思维导图

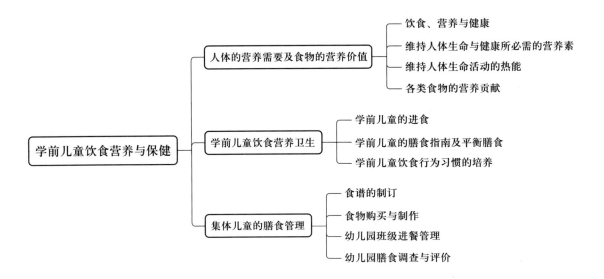

```
                                           ┌── 饮食、营养与健康
                              人体的营养需要   ├── 维持人体生命与健康所必需的营养素
                              及食物的营养价值  ├── 维持人体生命活动的热能
                                           └── 各类食物的营养贡献

                                           ┌── 学前儿童的进食
学前儿童饮食营养与保健 ── 学前儿童饮食营养卫生 ├── 学前儿童的膳食指南及平衡膳食
                                           └── 学前儿童饮食行为习惯的培养

                                           ┌── 食谱的制订
                              集体儿童的膳食管理 ├── 食物购买与制作
                                           ├── 幼儿园班级进餐管理
                                           └── 幼儿园膳食调查与评价
```

二、 本章考核知识点与考核要求

本章需识记的内容有:平衡膳食,营养素。

本章需领会的内容有:热能平衡,饮食、营养与健康的关系,六大营养素的主要功能及食物来源,脂肪的利弊,膳食纤维的主要功能,钙的代谢与补充,儿童热能消耗途径,各类食物的主要营养贡献和不足;饮食行为,学前儿童的进食需求,食物选择的基本原则,进食调节机制,学前儿童进食的心理特点,学前儿童膳食指南及膳食金字塔构成,良好饮食行为习惯的培养方法,零食的利弊与选择;托幼园所食谱制订的基本要求,幼儿园膳食安排,幼儿园班级进餐管理。

本章需简单应用的内容有:如何理解“饮食是一把双刃剑”,举例说明哪些食物属优质蛋白质食品,高糖类饮食的危害,适量吃粗粮与杂粮的好处;利用学前儿童的进食心理特点改正幼儿不好好吃饭的缺点,预防和矫正学前儿童挑食偏食习惯,良好饮食习惯养成的有效方法;思考幼儿教师在幼儿进餐管理中的主要任务及应遵循的基本行为,分析评价幼儿园的膳食调查结果。

本章需综合应用的内容有:点评某幼儿园一周食谱,分析其优缺点。

三、 重难点知识精讲

考点一: 饮食、营养与健康的关系

"你就是你所吃",这句话通俗明了地揭示了饮食、营养与健康三者之间的相互关系。

(1)饮食是构成生命的物质基础。

(2)平衡膳食是保证人体健康的关键。

(3)热能是维持生命活动的动力。

饮食能促进学前儿童健康,但前提是平衡膳食和热能平衡,即学前儿童每天从食物中获取的各种营养素、热能应与人体的需要保持一致。

【真题训练】

(2021.4)(单项选择题):保证人体健康的关键是(　　)。

A. 高脂肪膳食　　　　　　　　　　B. 高蛋白膳食

C. 平衡膳食　　　　　　　　　　　D. 多纤维膳食

【答案】C

【解析】平衡膳食是保证人体健康的关键。

考点二: 维持人体生命与健康所必需的营养素

营养素是指食物中能够维持机体基本生理活动、提供活动所需热能,具有构建、维护和修复组织等功能的化学成分。按功能和化学结构划分的 6 大营养素为:蛋白质、脂肪、糖类、矿物质、维生素和水。

(一)蛋白质的功能、来源及供给

蛋白质是人体排位第二多的营养素。

1. 蛋白质的主要功能

蛋白质具有以下功能:合成细胞与组织;调节生理功能;合成抗体;提供热能。

2. 蛋白质的来源

蛋白质来自日常进食的各种食物中。但含量丰富,且易于被人体吸收和利用的优质蛋白质食物是肉、蛋、奶、大豆及其制品等(即动物类食物和大豆类食物)。大多数植物类食物(粮食作物和蔬菜)因纤维素含量高或必需氨基酸含量不足等,导致其蛋白质的吸收率和利用率低,被归为半完全蛋白质。

3. 蛋白质的供给

蛋白质的需要量受年龄、活动量、劳动强度等因素的影响。一般来讲,年龄越小,生长发育越快,对蛋白质的需要量越大。对学前儿童而言,每天不仅要保证蛋白质摄入量充足,而且要保证所摄入蛋白质的质量。在食物选择上,应优先选择蛋、奶、鱼、虾、瘦肉、豆制品等优质蛋白质食物。但需要注意的是,蛋白质的摄入并非越多越好,不足和过量都将导致营养问题的出现。

(二) 脂肪的功能、来源及供给

脂肪是人体生长和代谢不可缺少的营养素,也是产热量最高的营养素。通常根据化学结构将其分为中性脂肪(包括饱和脂肪酸和不饱和脂肪酸)和类脂质(包括磷脂和固醇)两大类。

1. 脂肪的主要功能

(1) 参与细胞和组织构成。

(2) 保护机体。

(3) 供给热能。

(4) 促进脂溶性维生素吸收。

2. 脂肪来源

脂肪主要来源于烹调油,同时肉类和坚果类食品也含有一定量的脂肪。营养学中通常将脂肪分为动物性脂肪和植物性脂肪。

动物性脂肪包括动物油(猪油、牛油、羊油、鸡油、鱼油、奶油等),以及蛋、奶、肉、动物内脏中所含脂肪。

植物性脂肪包括花生油、大豆油、葵花子油、油菜籽油、玉米油、茶叶籽油、橄榄油等,常温下呈液态。

胆固醇的来源比较特殊。其来自食物和人体自身合成(肝脏、小肠等器官均可合成胆固醇),动物脑、肝、大肠等内脏组织及蛋黄、鱼子等食物含胆固醇高。

3. 脂肪供给

膳食指南建议,成人每日脂肪摄入量占总热量的 25%~30%,儿童占 30% 左右,不宜过量但也不能不吃。如果脂肪摄入过少,只吃脱脂食品,将导致细胞膜脆性增加,激素合成受影响,危及健康。

(三) 糖类的功能、来源及供给

糖类也称碳水化合物,包括单糖(如葡萄糖、果糖、半乳糖)、双糖(如燕糖、乳糖、麦芽糖)、多糖(淀粉、糖原、糊精)、纤维素等营养素。其具有产热快、经济等特点,是人体热能的主要来源。

1. 糖类的主要功能

（1）提供热能。

（2）参与细胞和组织的构成。

（3）节约蛋白质。

（4）增强肠道功能。

（5）预防酸中毒。

2. 糖类来源

糖类主要来源于米面等粮食类食物，以及红薯、土豆、山药等根茎类食物。这些食物均含有大量淀粉，是人们日常补充糖类的主要来源。蔬菜、水果及粗粮、杂粮是纤维素、果胶的主要来源。另外，各种含糖食物，如糖果、糕点、含糖饮料和零食等也都是糖类的来源。

纤维素是所有营养素中唯一不被人体吸收和利用，却被誉为营养素的物质。原因在于其在人体内的重要功能：降胆固醇、降血脂；调节血糖；防止便秘，预防结肠癌；控制体重，防止肥胖。

3. 糖类供给

糖类的供给量受饮食中脂肪和蛋白质摄入量的影响，没有统一的糖类供给量标准。需要特别提醒的是，糖类摄入要适量，切忌过量和不足，尤其不宜食用过多的糖和甜食。

（四）矿物质的功能、来源及供给

矿物质是指食物中不可燃烧的化学元素，又称无机盐。

营养学通常依据矿物质在体内的含量将其划分为微量元素和宏量元素。凡人体内含量较多（>5 克）、每日需要量在 100 毫克以上的矿物质，称宏量元素（或常量元素），如钙、镁、磷、硫、钾、氯等。人体内含量较少的（<5 克）称微量元素，如铁、锌、碘、硒、铜、锰、氟、钼、铬等。

矿物质是儿童生长发育所需的重要营养素，它主要参与机体的构成、调节体内代谢。学前儿童容易缺乏的矿物质是钙、铁、碘、锌。

1. 钙

钙是人体含量最多的矿物质，占到人体重量的 2% 左右，属宏量元素。

（1）钙的主要功能：① 构成骨骼和牙齿；② 调节神经和肌肉活动；③ 参与凝血。

（2）钙的代谢：人体骨骼像一个"钙库"，不断有新的钙沉积到骨组织中，而骨骼中的钙又不断溶解流出，维持着动态变化。通常学前儿童的骨钙每 1~2 年更新一次，成年人 10~12 年更新一次。

（3）钙的食物来源：含钙的食物很多，但大多吸收率低。影响钙吸收的主要原因有：① 食物中的阴离子降低钙的吸收；② 食物中的纤维素降低钙的吸收。

补钙的最佳食品是奶和奶制品（奶酪、酸奶等）。另外，虾米、虾皮、排骨、大豆等食品也常作为补钙食品。

（4）钙的供给：1~4 岁儿童每日钙供给推荐量为 600 毫克，4~7 岁儿童为 800 毫克。通常生长发育越快,对钙的需要量越高。学前儿童因正处于长身体阶段,需要注意补钙,多吃奶及奶制品,建议每日饮用牛奶在 500 毫升左右。如果钙摄入不足,将影响儿童身高和骨骼发育,容易发生骨骼弯曲、出牙晚等现象。

2. 铁

铁是微量元素。人体内多数铁(占 2/3)以血红蛋白、肌红蛋白的形式存在,又称功能铁;另有 1/3 的铁储存在血液、肝、脾与骨髓中,称储存铁。

(1)铁的主要功能:① 运输氧和二氧化碳;② 参与机体能量代谢,促进抗体产生。

(2)铁的食物来源:动物肝、血和瘦肉中所含铁为血红素铁,易被吸收。故补铁的最佳食物是动物血、肝、瘦肉等动物类食物。

影响铁吸收的主要因素:① 食物中的阴离子;② 铁的化学价。

(3)铁的供给:1~7 岁儿童每日铁供给推荐量是 12 毫克,一般婴儿到半岁左右要开始补铁,如给宝宝吃蛋黄、蒸鸡蛋羹等,到 7~8 个月添加瘦肉、动物血、肝等。

3. 碘

碘是合成甲状腺素的主要原料,属微量元素。成人体内仅含 15~20 毫克,其中 70%~80% 分布在甲状腺。

(1)碘的功能:参与甲状腺素的合成,调节新陈代谢,促生长发育。

(2)碘的来源及供给:含碘丰富的食物主要是海产品,如海鱼、海带、紫菜、虾、贝类等。目前我国采取食用碘盐的方式帮助人们补碘,将碘强化到食用盐中。1~4 岁儿童每日碘供给推荐量是 50~90 微克,4~7 岁是 90 微克。

4. 锌

锌是微量元素。成人体内锌含量为 1.4~2.3 克,主要分布于骨骼、皮肤和头发中。

(1)锌的主要功能:锌是人体中多种酶的组成部分,又是多种酶的激活剂。已知锌参与上百种生化反应,作为金属酶或激活剂调节生化反应,如参与蛋白质的合成与代谢,促进细胞的分裂、生长和再生,调节机体的免疫功能,参与睾丸激素的合成等。

(2)锌的来源及供给:锌广泛存在于各种食物中,但普遍含量不高。含锌丰富、易吸收的食物主要有贝类(牡蛎、扇贝等)、动物肝、瘦肉等。另外,蛋类、奶类、鱼及其他海产品等动物类食物含锌相对多一些。学前儿童每日锌供给推荐量是 12 毫克。

(五)维生素的功能、来源及供给

维生素按其化学特性可分为水溶性维生素和脂溶性维生素两大类。学前儿童容易缺乏的维生素是维生素 A、维生素 D、维生素 B_1、维生素 B_2。

1. 维生素 A

维生素 A 又称视黄醇,是机体必需的脂溶性维生素。胡萝卜素又称维生素 A 前体(或维生素 A 原),在酶的作用下,其在小肠和肝脏中可转化为维生素 A。

(1)维生素 A 的主要功能:① 保护视力,维持正常的视觉功能;② 促进上皮细胞分泌,保护皮肤和黏膜;③ 促进骨组织生长。

（2）维生素 A 不足与过量的危害：维生素 A 摄入不足，儿童将患维生素 A 缺乏症，出现夜盲、失明、皮肤角质化、生长发育迟缓等多种症状；如果维生素 A 一次性大量摄入，儿童将发生维生素 A 急性中毒，表现为食欲减退、烦躁、呕吐等症状；如果长期小剂量摄入过量，将发生维生素 A 慢性中毒，表现为骨痛、毛发脱落、体重不增等。

（3）维生素 A 的来源及供给：维生素 A 存在于动物类食物中，其中动物肝脏含量最丰富，鱼肝油、鱼卵、乳类、禽蛋等维生素 A 含量也较丰富。胡萝卜素存在于植物类食物中，深绿色、黄红色等蔬菜、水果中胡萝卜素含量丰富，且颜色越深含胡萝卜素越多，如胡萝卜、南瓜、红薯、西红柿、菠菜、苋菜、杧果、木瓜、柑橘、柿子等。

学前儿童每日膳食中维生素 A 的供应推荐量：3~4 岁为 500 微克视黄醇当量，4~7 岁为 600 微克视黄醇当量。

2. 维生素 D

维生素 D 又称佝偻病维生素，是机体必需的脂溶性维生素。

（1）维生素 D 的功能：

促进钙、磷的吸收和利用，促进儿童骨骼生长。一方面，维生素 D 可加大肠道对钙的吸收，并快速将血液中的钙沉积到骨组织形成骨骼；另一方面，维生素 D 促进肾脏对磷的重吸收，提高磷酸盐的再利用率。

（2）维生素 D 不足与过量的危害：婴幼儿如果维生素 D 摄入不足，可患佝偻病。但如果维生素 D 摄入过量，将导致维生素 D 中毒症，表现为食欲不振、烦躁、腹泻、发烧、肢体疼痛、脱发等症状。

（3）维生素 D 的来源及供给：维生素 D 来自食物和晒太阳。成年人和大年龄儿童的维生素 D 主要来自晒太阳。2 岁前的婴幼儿因户外活动少，加上对维生素 D 需求量大，容易发生缺乏症，通常通过添加鱼肝油补充维生素 D。在日常食物中，含维生素 D 丰富的食物主要是动物肝脏、鱼肝油、禽蛋等，其中鱼肝和鱼肝油含维生素 D 最丰富。

学前儿童每日维生素 D 的供给推荐量为 10 微克，每天的最高限量为 25 微克。

3. 维生素 B_1

维生素 B_1 又称硫胺素，溶于水，遇热、碱易被破坏，是人体重要的水溶性维生素。

（1）维生素 B_1 的功能：维生素 B_1 是糖类代谢过程中的重要辅酶，其促使葡萄糖转换为能量，对维持神经、肌肉、消化、循环等系统的正常活动有重要作用。

（2）维生素 B_1 的来源及供给：维生素 B_1 在食物中分布很广，多数食物中都含有维生素 B_1，尤其是在动物肝、瘦肉、蛋，以及小米、玉米、大米、小麦粉等粮食类食物中含量较丰富。

3~7 岁儿童每日维生素 B_1 的供给推荐量是 0.6~0.7 毫克。

4. 维生素 B_2

维生素 B_2 又称核黄素。其溶于水，阳光照射、碱、长时间浸泡等会将其破坏。维生素 B_2 是人体重要的水溶性维生素。

（1）维生素 B_2 的功能：维生素 B_2 在体内主要以辅酶的形式参与代谢，促进能量的转化，参与维生素 B_6 及烟酸的代谢等。

（2）维生素 B_2 的来源及供给：维生素 B_2 在动植物类食物中分布较广，其来源与维生素 B_1 相似，动物肝、蛋黄、乳类、豆类、新鲜蔬菜等都含维生素 B_2，但含量不高。动物类食物中维生素 B_2 的含量高于植物类食物。

3~7 岁儿童每日维生素 B_2 的供给推荐量是 0.6~0.7 毫克。

（六）水的功能、来源及供给

水占人体重量的 50%~70%，是人体含量最多、分布最广的营养素。

1. 水的主要功能

（1）构成细胞、组织。

（2）提供媒介和载体。

（3）调节体温。

（4）起润滑作用。

2. 水的来源

水的来源非常丰富，人们每天饮水、喝饮料、食用饭菜和水果都可获得水。但人体内不储存水分，每天大约有 2500 毫升的水被摄入与排出。

3. 水的供给

营养学主张，学前儿童补水应以白开水为主，尽量少喝或不喝含糖饮料和碳酸饮料。

【真题训练】

1.（2020.8）（单项选择题）：属于产热营养素的是（   ）。

A. 矿物质   B. 维生素

C. 蛋白质   D. 水

【答案】C

【解析】蛋白质是产热营养素。

2.（2020.10）（单项选择题）：人体皮肤下的 7-脱氢胆固醇在阳光中紫外线的照射下可转化为（   ）。

A. 维生素 A   B. 维生素 B_1

C. 维生素 C   D. 维生素 D

【答案】D

【解析】皮肤下的 7-脱氢胆固醇物质，在紫外线照射下可转化为维生素 D，在体内发挥作用。

3.（2020.8）（单项选择题）：我国贫困地区高发的夜盲症和失明多与当地饮食中缺乏（   ）。

A. 脂肪有关   B. 糖类有关

C. 矿物质有关   D. 蛋白质有关

【答案】A

【解析】脂肪是分解脂溶性维生素,提高其吸收率的溶剂。一旦饮食中脂肪不足,将导致脂溶性维生素吸收不足或缺乏,患营养性疾病。我国贫困地区高发的夜盲症和失明多与当地饮食中脂肪摄入不足有关。

4.(2020.10)(单项选择题):所有营养素中唯一不被人体吸收和利用,却被誉为营养素的物质是(　　)。

A. 纤维素 　　　　　　　　　　 B. 镁

C. 磷 　　　　　　　　　　　　 D. 钾

【答案】A

【解析】纤维素是所有营养素中唯一不被人体吸收和利用,却被誉为营养素的物质。

5.(2021.10)(单项选择题):母亲怀孕期间缺碘导致孩子出现发育迟缓、智力低下的问题,则孩子可能患(　　)。

A. 侏儒症 　　　　　　　　　　 B. 甲亢

C. 甲减 　　　　　　　　　　　 D. 克汀病

【答案】D

【解析】母亲怀孕期间如缺碘,生育的孩子可能出现体格发育迟缓、智力低下的问题,患克汀病。

考点三:维持人体生命活动的热能

(一)热能的来源

产热营养素是机体热能的来源。蛋白质、脂肪和碳水化合物属产热营养素,它们在体内氧化分解释放热能。人体热能的获取途径是进食含有产能营养素的各种食物,产热营养素转化为能量。

(二)热能的消耗

1. 基础代谢

基础代谢热能消耗是指人在清醒、安静、空腹、静卧,室温在 20℃ 左右,机体维持基本生命活动所消耗的能量。基础代谢的热能消耗用于维持呼吸、心跳、血循环、体温、肌肉张力、胃肠蠕动等。

2. 食物特殊动力作用

食物特殊动力作用热能消耗是指机体在摄入食物以及完成食物的消化、吸收、利用等活动过程中需要消耗的能量。食物特殊动力作用受食物种类的影响,因各种营养素在体内的代谢活动不同,食物的特殊动力作用亦不同。

3. 活动

一般来讲,活动所消耗的热能受活动量、活动持续时间及活动的复杂程度等因素影响。通常量大、持续时间长、复杂的活动所消耗的热能较高。

4. 生长发育

儿童在生长发育过程中,要额外消耗部分热能用以支持其发育。儿童生长发育所消耗热能与生长发育速度成正比。生长发育越快,对热能的消耗就越多。

(三)热能的供给

学前儿童热能供给应遵循两条基本原则:(1)热能摄入与消耗平衡,需要多少吃多少;(2)三大产热营养素要平衡。儿童饮食结构中蛋白质、脂肪、碳水化合物的比例分别为12%~15%、25%~30%和55%~60%。每种营养素占产能的比例要恰当,避免某种摄入过量影响其他营养素的摄入。

考点四: 各类食物的营养贡献

(一)粮食类食物

粮食类食物指谷物、薯类和杂豆等食物,包括大米、小米、玉米、小麦、荞麦、燕麦、高粱、红薯、土豆、红豆、绿豆、蚕豆、芸豆等。人们习惯将大米、小麦粉称为细粮,其他称为粗粮、杂粮。

粮食类食物的营养特点:

(1)含糖类丰富。

(2)含 B 族维生素较丰富。

(3)蛋白质含量不高(7%~16%),且营养价值较低,属半完全蛋白质,主要是赖氨酸等必需氨基酸含量不足。

(4)脂肪含量较低,但营养价值高,如玉米油、小麦胚芽油因含必需脂肪酸被誉为保健食品。

(5)含一定量的宏量元素,如钙、磷、镁、钠等。

(二)动物类食物

动物类食物是指畜、禽、海产品、蛋等大类食品,包括猪肉、牛肉、羊肉及内脏,鸡、鸭、鹅、兔、鱼、虾、蟹、蛋等。

动物类食物的营养特点:

(1)含大量优质蛋白质(平均为 15%~23%),是学前儿童补充优质蛋白质的最佳来源。

(2)脂肪含量高,多为饱和脂肪酸,营养价值较低,尤其猪肉、鸡皮含脂肪量高。

(3)矿物质含量丰富。

(4)动物内脏含 B 族维生素丰富,动物肝含维生素 A、维生素 D,但不含维生素 C。

(5)动物类食物几乎不含糖类和纤维素。

(三)蔬菜水果类食物

蔬菜品种繁多,包括叶菜类、瓜果类、鲜豆类、根茎类、菌菇类等。水果包括苹果、梨、桃、枣、橘子、橙子、西瓜、香蕉、猕猴桃等。

蔬菜水果类食物的营养特点有：

（1）含水量高。

（2）维生素 C、胡萝卜素含量丰富。

（3）纤维素含量高。

（4）根茎类和瓜果类蔬菜含淀粉丰富，如土豆、山药、藕、南瓜等。

（5）绿叶蔬菜含有一定量的矿物质，但大部分蔬菜几乎不含蛋白质和脂肪。

（四）大豆及其制品

大豆食品特指黄豆、黑豆、青豆等豆类，豆制品包括豆腐、豆腐干、豆浆、腐竹、豆豉等；豌豆、蚕豆、红豆、绿豆、赤豆、芸豆等豆类被称为杂豆。

大豆及其制品的营养特点：

（1）蛋白质含量丰富（占 35%~40%），质量好，属优质蛋白质。

（2）脂肪含量中等（占 15%~20%），主要含不饱和脂肪酸，亚油酸含量高。

（3）含淀粉较高（25%~30%），属糖类含量丰富的食物。

（4）矿物质含量丰富（4.5%~5%），含钙、铁、铜、锌等多种矿物质。

（5）B 族维生素（B_1、B_2、烟酸）、维生素 E 含量丰富，但黄豆不含维生素 C、维生素 A、维生素 D。

（五）奶类及其制品

奶类及其制品包括母乳、牛奶、羊奶、各类奶粉、酸奶、奶酪、炼乳等。

奶类食品的营养特点：

（1）母乳、牛奶、羊奶等液态奶含水分高，占到 80%~90%。

（2）所含蛋白质质量高，易被消化吸收，是优质蛋白质的首选食品。

（3）脂肪和矿物质含量丰富，是补钙的首选食品。

（4）奶含糖类和铁较低，不含纤维素。

（六）坚果类食物

坚果类食物包括花生、杏仁、核桃、腰果、开心果、榛子、松子、瓜子等，被营养学家誉为健脑食品。

坚果类食物的营养特点：

（1）脂肪含量高（40%~70%），含大量必需脂肪酸，特别是卵磷脂含量丰富，具有补脑健脑作用。

（2）蛋白质含量较丰富，多数坚果的蛋白质含量达 15%~30%，接近大豆类食品。

（3）坚果是维生素 E 和 B 族维生素的良好来源，但不含维生素 C、维生素 A、维生素 D。

（4）含铁、锌、锰、铜等矿物质较多。但因坚果脂肪含量高，所以也不宜过多食用。

（七）油脂类食品

油脂类食品包括各种动物油(黄油、猪油、牛油、鸡油等)和植物油等食用油。

经加工提炼的精制油,其营养成分主要是脂肪。各种植物油的营养价值高低主要取决于不饱和脂肪酸的含量。调和油是指由两种或两种以上的植物油配制而成的混合油。色拉油是加工等级最高的食用植物油。

【真题训练】

(2020.10)(单项选择题):适合 2 岁前婴幼儿的乳类是( )。

A. 麦乳精 B. 炼乳

C. 脱脂奶粉 D. 配方奶粉

【答案】D

【解析】配方奶粉是以母乳营养成分为参照,经加工改良,营养成分接近母乳的奶粉,适合 2 岁前的婴幼儿食用。

考点五：学前儿童的进食

（一）学前儿童的进食需求及食物选择

1. 学前儿童的进食需求

从营养需要来看,儿童每天需要摄入六大类营养素,即蛋白质、脂肪、糖类、矿物质、维生素和水。但学前儿童对各种营养素所需数量和质量与成年人有所不同。特别是婴幼儿对维生素、矿物质、脂肪和蛋白质等有特殊的需求,并且这些特殊需求会因年龄的不同有很大的差异。

从营养来源来看,学前儿童所需营养主要通过"杂食"获取。2 岁前婴幼儿的营养主要来自奶及奶制品。

从进食量来看,学前儿童对各种营养素的需求量比 2 岁前的儿童要少(按单位体重计算)。

2. 学前儿童的食物选择

学前儿童食物选择应遵循"安全性、营养性和多样性"原则。从营养学角度看,正确的做法是:

(1) 饮食安全应放在首位。

(2) 尽量选择富含营养素的食物。

(3) 扩大食物图,吃多样食物。

（二）学前儿童进食调节机制

学前儿童的进食受生理因素、饮食行为、饮食观念、社会环境等多因素影响。当机体血糖浓度下降,胃内容物被排空,或食物呈现出诱人的色香味时,下丘脑摄食中枢受到刺激产生兴奋,出现食欲;而随着摄食后血糖浓度增高或胃内装满食物时,摄食中枢被抑制,饱食中枢兴奋,机体停止进食。如果平时吃大量零食或饮用含糖饮料,使血糖浓度总保持在一个高水平状态,则机体不会有饥饿感和食欲,学前儿童会不好好吃饭。除此之外,气候、体育活动、饮食习惯等也会影响食欲。

(三)学前儿童进食的心理特点

(1)自主进食行为表现强烈。
(2)对食物表现出不同的喜好。
(3)对饮食的变化有不同喜好。
(4)对进餐量有喜好。
(5)进餐过程易受外界因素干扰。

【真题训练】

(2018.10)(单项选择题):学前儿童的食物选择,放在首位的是(　　　)。

A. 饮食安全　　　　　　　　　　B. 营养性饮食
C. 多样性饮食　　　　　　　　　D. 均衡性饮食

【答案】A

【解析】学前儿童食物选择应遵循"安全性、营养性和多样性"原则,饮食安全应放在首位。

考点六：学前儿童的膳食指南与平衡膳食

(一)学前儿童膳食指南

(1)食物多样,谷类为主。
(2)多吃新鲜蔬菜和水果。
(3)经常吃适量的鱼、禽、蛋、瘦肉。
(4)每天饮奶,常吃大豆及其制品。
(5)膳食清淡少盐,正确选择零食,少喝含糖量高的饮料。
(6)食量与体力活动要配合,保证体重正常增长。
(7)不挑食、不偏食,培养良好的饮食习惯。
(8)吃清洁卫生、未变质的食物。

(二)学前儿童平衡膳食宝塔

学前儿童平衡膳食宝塔由五层组成,每层的食物种类和所占面积不同,其反映了各类食物在膳食中的重要性和应占的比例。

在每日膳食中,谷类食物(180~260克)所占比例最大,位于宝塔的底层;蔬菜水果位于第二层,每天蔬菜的摄入量为200~250克,水果是150~300克;鱼虾类、禽畜肉类、蛋类等动物类食物位于第三层,每天应分别摄入40~50克、30~40克、60克;奶类及奶制品、大豆类及豆制品位于第四层,应分别摄入200~300克、25克;最顶层是烹调油,每天应摄入25~30克。同时,学前儿童每天要进行户外活动和运动。

考点七：学前儿童饮食行为习惯的培养

饮食行为是指受食物和健康观念支配的人们的摄食活动,包括食物的选择和购买,食用食物的种类和频度,食用的时间、地点,如何食用,和谁一起食用等。大量研究显示,饮食习惯约在2岁形成,并持续影响其终身。学前儿童应重点培养以下良好饮食行为习惯:

（1）自主进餐的习惯。

（2）有规律进餐的习惯。

（3）不挑剔食物,喜欢吃健康食品的习惯。

（4）吃健康零食的习惯。

（5）礼貌就餐的习惯。

【真题训练】

(2020.8)（单项选择题）：儿童可以尝试使用筷子吃饭的阶段是(　　　)。

A. 1.5 岁　　　　　　　　　　　B. 2 岁

C. 3 岁　　　　　　　　　　　　D. 3.5~4 岁

【答案】D

【解析】通常可鼓励1岁左右的孩子用手拿食物吃,自己把着杯子喝水。家长可制作一些手拿食物。1.5~2岁的儿童可以学习用勺吃饭,3.5~4岁的儿童可以学习用筷子吃饭。

考点八：集体儿童的膳食管理

集体儿童的膳食管理包括食谱的制订、食物的购买与制作、进餐管理、膳食调查与评价等工作内容。

（一）食谱的制订

1.托幼园所食谱的基本要求

（1）在一周食谱中,食物种类齐全。

（2）午餐和晚餐做到荤素搭配,三餐做到干稀搭配、甜咸搭配、粗细搭配,饭菜花样有变化,少重复。

（3）三餐热量分布合理,遵循早餐吃好、午餐吃饱、晚餐吃少的原则。

（4）饭菜营养丰富、全面。

（5）食物制作方法安全、卫生;食物易消化吸收、香味形俱全,符合学前儿童的消化能力和进食心理。

（6）食谱设计符合实际情况，蔬菜水果选择当季食物，饭菜符合当地饮食风俗习惯，费用控制在托幼机构的膳食收费标准内。

2. 对托幼园所食谱制订基本要求的解读

（1）食物品种丰富。

（2）三餐热量分布合理。

（3）食物制作方法安全卫生。

（二）食物的购买与制作

1. 购买食物的要求

（1）应当在具有食品生产许可证或食品流通许可证的单位购买。

（2）购买清洁卫生、新鲜、未受致病微生物或其他有毒有害物质污染的食物。

2. 食物制作的要求

（1）淘米次数不宜过多，不宜长时间浸泡米或用力搓洗米，防止矿物质和水溶性维生素流失。

（2）煮米饭宜采用焖饭法，煮粥不宜加碱，以免 B 族维生素和矿物质流失和被破坏。

（3）新鲜蔬菜要避免先切后洗、长时间用水浸泡、切碎后放置过久等，最好是先洗后切，急火快炒，现吃现炒，以免维生素 C 被溶解、破坏。

（4）在烹制食物时要去除有害有毒物质，或避免有害物质的产生。

（5）在烹制食物时油温不宜过高，不宜反复用油煎炸食物，以防产生致癌物。

（6）在食物制作过程中少用酱油，以免影响食物的色彩，破坏幼儿的食欲。

（7）食物应切为小块，烹制软烂，易咀嚼消化；避免干、硬、体积过大、粗纤维过多。

（三）幼儿园班级进餐管理

1. 餐点安排

学前儿童的饮食宜少吃多餐。通常，托幼机构为日托幼儿安排三餐二点；为全托幼儿安排三餐三点，分别为早、午、晚三餐及上午、下午、晚上三点。其中，正餐间隔时间为 3.5~4 小时，每次进餐时间为 20~30 分钟，餐后安静活动或散步时间为 10~15 分钟。进点时间安排在两餐之间，通常在上午 10 点左右和午睡起床后两次加点。在晚上 8 点左右为全托幼儿安排一次加点。

2. 进餐管理

（1）餐前管理。

餐前管理包括餐前洗手、桌椅摆放和消毒、随机进行营养教育、创设良好进餐氛围等。

（2）餐中管理。

进餐中，教师应做到：

① 不鼓励幼儿开展进餐比赛，不催促幼儿快吃。

② 不要求幼儿必须将碗中的食物吃干净,不剩饭。将是否吃饱和吃多少放权给孩子。

③ 不在吃饭过程中批评、指责幼儿。

④ 不将吃饭或食物作为奖励工具。

⑤ 进餐时教师不在一旁聊天,特别是聊饭菜。

⑥ 从容面对挑食、偏食的幼儿。

⑦ 鼓励幼儿独立进餐。

（3）餐后管理

餐后管理工作包括自我清洁工作(擦嘴、漱口、收拾碗筷)、环境清洁工作和餐后休息。

（四）幼儿园膳食调查与评价

目前,幼儿园采用的膳食调查与评价方法主要是记账法。其工作程序如下:

（1）统计全园食物消耗量。全园食物消耗量＝(结存数量+购入累计)−剩余数量。

（2）计算人日数。人日数＝(早餐人数+午餐人数+晚餐人数)÷3。

（3）计算平均每人每天进食量。平均每人每天进食量＝全园食物消耗量÷人日数。

（4）计算平均每人每天各种营养素的摄入量。

（5）计算营养素平均供给量标准。

（6）评估调查结果。

【真题训练】

(2020.10)(单项选择题):制作幼儿食品的正确做法是(   )。

A. 食物宜切成小块,烹制软烂　　　　B. 煮粥宜加碱

C. 食物宜反复高温油炸　　　　D. 淘米次数要多,宜长期浸泡米

【答案】A

【解析】托幼机构在制作食品时需注意,食物应切为小块,烹制软烂,易咀嚼消化,避免干、硬、体积过大、粗纤维过多。

四、 同步强化练习

1. 单项选择题

（1）属于半完全蛋白质的是(   )。

A. 烤鸭　　　　B. 豆腐

C. 白菜　　　　D. 鱼

（2）能引起血管堵塞和硬化的是(   )。

A. 低密度脂蛋白含量高　　　　B. 高密度脂蛋白含量高

C. 低密度脂蛋白含量低　　　　D. 胆固醇含量低

（3）人体最主要、最经济的热能来源是(   )。

A. 蛋白质   B. 脂肪

C. 碳水化合物   D. 维生素

（4）富含钙的食物是（　　）。

A. 虾皮   B. 猪肝

C. 胡萝卜   D. 西红柿

（5）补铁的最佳方法是（　　）。

A. 平时用铁制炊具炒菜   B. 多吃动物肝、血和瘦肉

C. 多吃蔬菜水果   D. 多吃乳类食物

（6）含有丰富维生素 A 的食物是（　　）。

A. 动物肝脏   B. 豆制品

C. 米、面   D. 绿色蔬菜

（7）患有脚气病一般是因为体内缺乏（　　）。

A. 铁   B. 维生素 A

C. 脂肪   D. 维生素 B_1

（8）具有运输营养物质和排泄功能的营养素是（　　）。

A. 矿物质   B. 水

C. 维生素   D. 膳食纤维

（9）奶类及奶制品、大豆类及豆制品位于学前儿童膳食宝塔的（　　）。

A. 第一层   B. 第二层

C. 第三层   D. 第四层

（10）幼儿晚餐热量应该占全天热量的（　　）。

A. 10%～15%   B. 15%～20%

C. 20%～25%   D. 25%～30%

（11）学前儿童的饮食宜少吃多餐,正餐间隔时间一般为（　　）。

A. 2～3 小时   B. 2.5～3 小时

C. 3.5～4 小时   D. 4～5 小时

2. 简答题

（1）简述人体蛋白质的主要功能。

（2）简述人体脂肪的主要功能。

（3）简述学前儿童进食的心理特点。

（4）简述培养学前儿童良好饮食习惯的有效方法。

3. 论述题

试述学前儿童养成吃零食习惯的利弊及零食的选择方法。

4. 案例题

（1）案例:某幼儿园全天饮食供应热量比例为:蛋白质占 8%,碳水化合物占 72%,脂肪占 20%;早餐时间为 7:20,午餐时间为 11:20,晚餐时间为 6:00。准备的点心为巧克力派和

香蕉。

　　问题:请结合学前儿童营养及膳食卫生知识进行分析、点评上述案例。

　　(2) 案例:下面是某幼儿周末在家一天的进食情况。

　　早餐:煮鸡蛋1个,鲜牛奶250毫升。

　　上午零食:可乐饮料1瓶,炸薯片1小包。

　　午餐:炸鸡腿2个,复合型果汁饮料1杯。

　　下午零食:巧克力3块,鲜味虾片1袋。

　　晚餐:米饭、冬瓜海带排骨汤、西红柿炒鸡蛋。

　　睡前:牛奶500毫升。

　　问题:请结合营养学知识对该幼儿的进食情况进行点评。

五、 参考答案及解析

　　1. 单项选择题

　　(1)【答案】C

　　【考点】维持人体生命与健康所必需的营养素

　　【解析】大多数植物类食物(粮食作物和蔬菜)纤维素含量高或必需氨基酸含量不足等,导致其蛋白质的吸收率和利用率低,被归为半完全蛋白质。

　　(2)【答案】A

　　【考点】维持人体生命与健康所必需的营养素

　　【解析】当机体低密度脂蛋白含量高时,胆固醇容易沉积到血管壁,出现血管堵塞和硬化现象。

　　(3)【答案】C

　　【考点】维持人体生命与健康所必需的营养素

　　【解析】糖类也称碳水化合物,包括单糖(如葡萄糖、果糖、半乳糖)、双糖(如蔗糖、乳糖、麦芽糖)、多糖(淀粉、糖原、糊精)、纤维素等营养素。其具有产热快、经济等特点,是人体热能的主要来源。

　　(4)【答案】A

　　【考点】维持人体生命与健康所必需的营养素

　　【解析】虾米、虾皮、排骨、大豆等食品常作为补钙食品。

　　(5)【答案】B

　　【考点】维持人体生命与健康所必需的营养素

　　【解析】动物肝、血和瘦肉中所含铁为血红素铁,易被吸收。故补铁的最佳食物是动物血、肝、瘦肉等动物类食物。

　　(6)【答案】A

　　【考点】维持人体生命与健康所必需的营养素

【解析】维生素 A 存在于动物类食物中,其中动物肝脏含量最丰富,鱼肝油、鱼卵、乳类、禽蛋等含量也较丰富。

(7)【答案】D

【考点】维持人体生命与健康所必需的营养素

【解析】维生素 B_1 是糖类代谢过程中的重要辅酶,其促使葡萄糖转换为能量,对维持神经、肌肉、消化、循环等系统的正常活动有重要作用。如果维生素 B_1 缺乏,机体糖代谢将产生障碍,使儿童患脚气病。

(8)【答案】B

【考点】维持人体生命与健康所必需的营养素

【解析】水可以自由进出细胞,运载营养物质进入细胞和组织,同时将代谢废物带出体外。

(9)【答案】D

【考点】学前儿童的膳食指南与平衡膳食

【解析】学前儿童平衡膳食宝塔由五层组成,每层的食物种类和所占面积不同,其反映了各类食物在膳食中的重要性和应占的比例。在每日膳食中,谷类食物(180~260 克)所占比例最大,位于宝塔的底层;蔬菜水果位于第二层,每天蔬菜的摄入量为 200~250 克,水果是150~300 克;鱼虾类、禽畜肉类、蛋类等动物类食物位于第三层,每天应分别摄入 40~50 克、30~40 克、60 克;奶类及奶制品、大豆类及豆制品位于第四层,应分别摄入 200~300 克、25克;最顶层是烹调油,每天应摄入 25~30 克。

(10)【答案】D

【考点】食谱的制订

【解析】三餐热量分布合理,指早、午、晚三餐食物的供热量应分别占 25%~30%、30%~35%、25%~30%,两次加餐占 10%。

(11)【答案】C

【考点】餐点安排

【解析】学前儿童的饮食宜少吃多餐。通常,托幼机构为日托幼儿安排三餐二点;全托幼儿为三餐三点,分别为早、午、晚三餐及上午、下午、晚上三点。其中,正餐间隔时间为 3.5~4小时,每次进餐时间为 20~30 分钟,餐后安静活动或散步时间为 10~15 分钟。

2. 简答题

(1)① 合成细胞与组织。② 调节生理功能。③ 合成抗体。④ 提供热能。

(2)① 参与细胞和组织构成。② 保护机体。③ 供给热能。④ 促进脂溶性维生素吸收。

(3)① 自主进食行为表现强烈。② 对食物表现出不同的喜好。③ 对饮食的变化有不同喜好。④ 对进餐量有喜好。⑤ 进餐过程易受外界因素干扰。

(4)① 养成自主进餐的习惯。② 养成有规律进餐的习惯。③ 养成不挑剔食物,喜欢吃健康食品的习惯。④ 养成喜欢吃健康零食的习惯。⑤ 培养礼貌就餐的习惯。

3. 论述题

吃零食的利弊:零食摄入的益处是可以补充热能和营养素,缓解儿童两餐间的饥饿感,满足儿童的心理和情感需要,起到调节情绪、增添生活乐趣的作用;不利之处是吃过多零食会影响食欲,导致营养摄入不平衡,某些不健康零食(指高脂肪、高热量、高盐、高色素、高添加剂食品)的食用还将危及幼儿健康。

零食的选择方法:吃健康零食、吃适量零食、两餐间吃零食。健康零食是指新鲜、天然、易消化的奶类、果蔬类、坚果类等食物。

4. 案例题

(1) ① 三大产热营养素比例均不合理。蛋白质应占每天总热量的 12%～15%,脂肪应占总热量的 25%～30%,碳水化合物应占总热量的 55%～60%。

② 正餐间隔时间不合理。正餐间隔时间应为 3.5～4 小时。

③ 巧克力派属于限制食用的零食,不宜作为点心提供给幼儿。香蕉属于可经常食用的零食。

(2) ① 早餐食物补充的都是蛋白质,缺乏对碳水化合物(淀粉类、蔬果类)的补充。

② 上午、下午的零食均属于不利于健康的高热量、高添加剂的限制食用零食。

③ 午餐:鸡腿经过油炸后,其营养成分被破坏;复合型果汁饮料有添加剂,午餐高热量,且食物品种单一,缺乏富含维生素的果蔬类食物。

④ 晚餐较清淡,搭配也较为合理,如果有些粗粮更好。

⑤ 睡前牛奶过量。

第七章
学前儿童意外伤害与急救

一、 教材知识思维导图

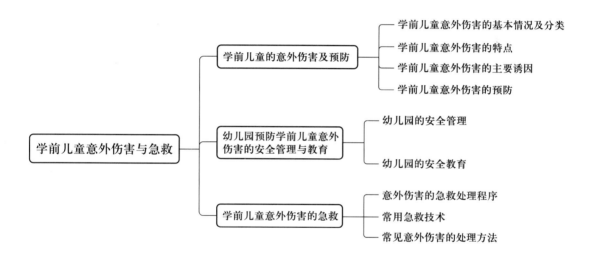

二、 本章考核知识点与考核要求

本章需领会的内容有:学前儿童意外伤害的特点,学前儿童意外伤害的常见诱因,意外伤害的预防措施;幼儿园安全管理工作机制,幼儿园环境安全的要求,组织幼儿活动的安全原则,提高幼儿安全保护能力的途径;意外伤害的急救处理程序。

本章需简单应用的内容有:依据幼儿园环境安全要求,分析点评某幼儿园的环境状况;依据学前儿童自我保护能力的构成要素,总结提高幼儿安全保护能力的途径和内容;人工呼吸、胸外心脏按压的操作方法;呼吸道异物的急救方法;止血的方法;对骨折伤者的搬运方法;对皮肤破损和青肿的处理;烫伤的处理步骤;鼻出血的处理方法;骨刺、鱼刺的处理方法;溺水的处理方法。

本章需综合应用的内容有:运用 Haddon 模型分析幼儿意外伤害预防的环节及内容,并举例说明。

三、 重难点知识精讲

考点一：学前儿童意外伤害的基本情况及分类

意外伤害又称意外事故,通常是指因意想不到的原因所造成的损伤或死亡。

意外伤害的分类:

(1)国际疾病分类法(ICD-10)将意外伤害分为10类,分别为交通伤害、跌伤、溺水、烫伤、意外窒息、急性中毒、砸伤(死)、自杀、他杀,其他意外(医疗事故、过劳致死,地震,洪水、雷击等自然灾害所致等)。

(2)按发生原因划分,意外伤害通常分为交通事故(车祸)、中毒(药物中毒、食品中毒、农药中毒、重金属中毒)、跌落、碰伤、烧烫伤、溺水、窒息、自杀、他杀等。

(3)按发生场所划分,意外伤害通常分为家庭意外伤害、托幼园所意外伤害、公共场所意外伤害。

考点二：学前儿童意外伤害的特点

(1)意外伤害存在年龄差异。

(2)意外伤害存在性别差异。

(3)意外伤害存在地域差异。

(4)意外伤害存在活动差异。

(5)意外伤害存在时段和场所差异。

考点三：学前儿童意外伤害的常见诱因

导致学前儿童意外伤害发生的因素可分为个体因素、家庭因素和社会因素。

(一) 个体因素

1. 性别

儿童意外伤害存在明显的性别差异,男孩发生率高于女孩,其原因在于男孩自身特点及父母的养育方式。

2. 生理发育状况

学前儿童生长发育水平和社会心理状态对确定儿童意外伤害的危险性是极其重要的。学前儿童意外伤害发生通常与其生理机能发育不成熟,防范意识和防范能力不足等有关。

3. 心理发育状况

儿童意外伤害发生与其心理特征密切相关。研究表明,气质、情绪、性格特征、行为特征与意外伤害存在明显相关关系。通常难以照看型气质类型的儿童和启动缓慢型儿童有发生意外伤害的倾向。学前儿童意外伤害发生与认知水平、心理机能发育不成熟有关。

（二）家庭因素

大量研究表明,家庭经济状况、母亲年龄、父母婚姻状况、家长受教育程度、父母就业状况、家长教育方式及家长有关意外伤害的知识和意识等均与儿童意外伤害发生有关,尤其是家长的教育方式和对意外伤害的预防意识是儿童意外伤害是否发生的主要原因。

1. 家庭状况

单亲家庭、多子女家庭、留守和流动儿童、父母受教育程度低、家长缺乏安全知识和安全保护意识,对孩子监管不够、忽视孩子,不注意对儿童进行安全教育等均是意外伤害发生的危险因素。同时,过度保护、溺爱同样是意外伤害发生的危险因素。

2. 家庭生活场所

家庭环境不良是导致家庭意外伤害的重要原因。有研究指出,导致儿童在家中发生意外伤害排在前三位的危险因素是电器、热源、药物和化学用品(消毒剂、洗涤用品)。

（三）社会因素

1. 托幼机构

调查显示,托幼机构是幼儿意外伤害发生的主要场所之一。

2. 社会变迁

城镇化、机动化等社会发展与变迁带来了环境改变,这加剧了意外伤害的发生。

【真题训练】

(2019.10)(单项选择题):孩子在家易发生意外伤害的因素中不包括(　　　)。

A. 过分溺爱　　　　　　　　　　B. 忽视孩子

C. 父母对危险的意识不足　　　　D. 儿童处于学会行走的年龄

【答案】D

【解析】单亲家庭、多子女家庭、留守和流动儿童、父母受教育程度低、家长缺乏安全知识和安全保护意识,对孩子监管不够、忽视孩子,不注意对儿童进行安全教育等均是意外伤害发生的危险因素。同时,过度保护、溺爱同样是意外伤害发生的危险因素。

考点四：学前儿童意外伤害的预防

（一）意外伤害预防的理论研究

1. 哈登（Haddon）模型

哈登模型提出,意外伤害的发生取决于宿主、致病因子和环境三个因素的相互作用。因此,预防意外伤害的发生应分别在伤害发生前、发生时和发生后,通过从宿主、致病因子和环境这三个方面进行干预,这样可降低意外伤害发生的概率。

哈登提出了控制伤害发生和降低死亡概率的十项策略:

（1）预防危险因素的形成；

（2）减少危险因素的含量；

（3）防止和减少暴露于危险因素的机会；

（4）减少危险因素的释放率及空间分布；

（5）将危险因素从时间和空间上与被保护者分开；

（6）利用屏障分离危险因素和被保护者；

（7）减少危险因素的危险性；

（8）增加机体对危险因素的抵抗力；

（9）加强处理伤害的快速反应能力；

（10）加强有效急救治疗和康复治疗的能力。

2. 四 E 干预

四 E 干预是指通过教育、技术、强制和经济四项干预措施来预防和控制意外伤害的发生。

教育干预是指通过开展健康教育,提高人们对危险的认识和识别能力,以达到改变危险行为,降低意外伤害发生的作用。

技术干预是指通过对环境和产品进行技术革新,达到降低或消灭伤害发生风险的目的。

强制干预是指通过法律或法规对可能发生伤害的危险行为进行强制规定。

经济干预是指采用经济手段,即用奖励或罚款的方式来干预人们的行为。

研究表明,在上述四种干预措施中,技术干预的预防效果最直接、最快,其次是教育干预。

（二）意外伤害的预防措施

（1）制定法律与法规。

（2）改良产品。

（3）开展安全教育和宣传活动。

（4）建立和实施监测体系。

（5）创设安全的社会环境。

【真题训练】

1.（2019.10）（单项选择题）:通过教育、技术、强制和经济措施来预防和控制意外伤害的发生,称为（   ）。

A. 哈登模型   B. 海姆立克急救法

C. 四 E 干预   D. 管理干预

【答案】C

【解析】四 E 干预是指通过教育、技术、强制和经济四项干预措施来预防和控制意外伤害的发生。

2.（2021.4）（单项选择题）:儿童乘车使用安全座椅、系安全带,这属于（   ）。

A. 强制干预
B. 技术干预
C. 经济干预
D. 教育干预

【答案】B

【解析】技术干预是指通过对环境和产品进行技术革新,降低或消灭伤害发生的风险,如汽车安装安全气囊和安全带,幼儿乘车使用儿童安全座椅、系安全带,骑自行车佩戴安全帽,将幼儿园桌椅边角设计为圆角等,均是通过增加产品的安全性降低危险发生的概率。

考点五：幼儿园的安全管理

（一）制定幼儿园安全管理制度

完善、细致、具体的安全管理制度是保障幼儿安全的基本前提。通常,幼儿园安全管理制度包括门岗管理制度、幼儿接送制度、设备安全检查制度、食堂卫生管理制度、环境和物品消毒制度、药物管理制度、意外事故应急预案等。

（二）建立安全管理工作机制

建立安全管理长效工作机制,严格执行各项安全管理制度是减少意外伤害发生的关键。

（1）幼儿园各项安全工作应定岗、定人,每项工作要有专人负责和管理,并做到职责清晰,分工明确。

（2）成立以园长为组长的安全工作小组。

（3）建立安全预警机制和突发事件应急预案。

（三）提供安全环境

1. 幼儿园室内环境安全

幼儿园室内环境安全包括:地面安全;家具和设备安全;空间布局安全;物品摆放安全;玩具和活动材料安全;配备通信联系工具。

2. 幼儿园室外环境的安全

幼儿园室外环境的安全包括:户外活动场地安全;大型玩具设施安全。

3. 幼儿园建筑及设施安全

（1）幼儿园应设置安全通道,且标志明显。

（2）禁止在安全通道堆放物品,保持通道畅通无阻。

（3）园内配备一定数量的消防灭火装置和报警装置,并放置在明显位置,要求每个工作人员都会使用。

（4）园内地下水管道、水沟出口均应加盖,以防儿童失足落入。

（5）楼梯栏杆要牢固,楼梯扶手和台阶的高度要适合儿童。

（6）大型玻璃门窗要有明显的并且能够使儿童明白其意思的提醒标志。

（7）幼儿园应设置围墙,防止幼儿擅自离园,以及无关人员、宠物随意入园。

（四）保证活动安全

教师在组织开展活动时应以安全为前提,遵循"事先计划、建立规则、细心管理"的安全原则。

【真题训练】

1.（2018.10）（单项选择题）:幼儿园电源插座要有安全插头,并装在距地面垂直高度（   ）。

A. 1 米以上   B. 1.2 米以上

C. 1.5 米以上   D. 1.6 米以上

【答案】D

【解析】幼儿园室内电源插座要有安全插头,并安装在距地面垂直高度 1.6 米以上,电线应采用暗线。

2.（2019.10）（单项选择题）:3 岁以下婴幼儿玩具的直径不可（   ）。

A. 大于 1 厘米   B. 小于 2.5 厘米

C. 小于 3 厘米   D. 大于 2 厘米

【答案】B

【解析】不可给 3 岁以下婴幼儿直径小于 2.5 厘米的玩具,如珠子、扣子、棋子、玻璃球等;应定期清洗和消毒玩具,破旧的玩具材料要及时修理和更换。

考点六：幼儿园的安全教育

幼儿园的安全教育对象应涵盖幼儿、幼儿教师和幼儿家长;安全教育内容包括安全知识、自我保护和急救技能;安全教育目的是提高安全防范意识和保护能力,减少意外伤害的发生。幼儿园安全教育的重点在于安全意识的建立,以及幼儿自我保护能力的培养。

（1）帮助幼儿树立安全意识。

（2）提高幼儿的自我保护能力。培养幼儿安全保护能力重点从以下几方面进行:① 培养幼儿生活自理能力;② 加强幼儿常规培养;③ 经常开展体育活动。

（3）强化教师的安全意识和责任心。

【真题训练】

1.（2021.4）（单项选择题）:幼儿园应保证幼儿每天的户外活动达到（   ）。

A. 0.5 小时   B. 1 小时

C. 1.5 小时   D. 2 小时以上

【答案】D

【解析】幼儿园应保证幼儿每天有 2 小时以上的户外活动时间,其中体育活动时间不少于 1 小时。

2.（2020.8）（单项选择题）:幼儿园安全教育的重点是(　　)。

A. 安全意识的建立　　　　　　　B. 安全行为的落实

C. 安全制度的建设　　　　　　　D. 安全设备的到位

【答案】A

【解析】幼儿园安全教育的重点在于安全意识的建立,以及幼儿自我保护能力的培养。

考点七：意外伤害的急救处理程序

幼儿园意外伤害的急救处理程序通常包括以下步骤:判断伤情→伤情严重,现场急救、寻求帮助(打急救电话→送医院→通知家长);伤情不严重,园内处理(通知保健医生→处理伤情→通知家长)。

（一）判断伤情

一般出现下列情况需现场急救:大量出血;昏迷,意识丧失;呼吸、心跳骤停。在紧急处理意外伤害时,如果受伤儿童为多人,应先急救伤情严重者。但要关注受伤却没有哭闹的儿童,因为可能他已丧失知觉,或情况更为严重。

（二）现场急救

现场急救应遵循"抢救生命,防止残疾,减少痛苦"的原则,对呼吸、心跳停止的伤者马上实施心肺复苏;对呼吸道异物实施异物排出处理措施;对出血者进行止血处理等。

（三）启动紧急预案

常见的幼儿园紧急预案程序如下:

（1）立即通知相关人员(园长、医生);

（2）进行现场急救或必要的处理(医生/现场人员);

（3）送医院,通知家长、建事故档案(医生、教师);

（4）调查事故起因并提出改进方案(园长、教师);

（5）针对意外伤害开展全园安全教育活动,慰问受伤儿童;

（6）后续追踪。

考点八：常用急救技术

（一）心肺复苏

心肺复苏术是指当伤者出现心跳、呼吸骤停,表现为脉搏消失、呼吸停止、意识丧失时实施的人工急救方法。心肺复苏术主要是通过人工呼吸和心脏按压的方式,促使伤者迅速建立起有效循环和呼吸,使伤者心、脑等身体重要器官获得最低限度的紧急供氧。

实施程序:

（1）评估伤情；

（2）实施人工呼吸或心脏按压，或两者同时进行；

（3）判断是否停止急救。

（二）人工呼吸

人工呼吸的急救方法常用于抢救脉搏正常，但没有呼吸的伤者。

实施程序：

（1）判断有无呼吸；

（2）保持呼吸道通畅；

（3）实施口对口呼吸。

（三）胸外心脏按压

胸外心脏按压是通过外力挤压促使心脏内的血液输送到全身组织器官，从而维持生命的最低需要。其适用于由触电、溺水、心脏病等引起的心跳骤停者。

实施方法：检查有无心跳；事前准备；心脏按压。

（四）呼吸道异物

实施方法：手指抠咽喉法；手掌背击法；腹部推压法（海姆立克急救法）。

（五）止血

常见的出血类型有三种，即动脉出血、静脉出血和毛细血管出血，不同出血类型的出血表现见表7-1。

表7-1　不同出血类型的出血表现

出血类型	出血表现
动脉出血	血液颜色鲜红，血流伴随心跳呈喷射状搏出
静脉出血	血液为暗红色，血液流动较缓慢
毛细血管出血	多为渗出，出血量小

止血方法：指压止血法；加压止血法；止血带止血法；一般止血。

（六）骨折的处理

实施方法：止血；固定。

【真题训练】

1. （2019.4）（单项选择题）：在实施心肺复苏术时，通常吹气与心脏按压的比例为（　　）。

A. 1 : 1 ~ 1 : 2　　　　　　　　　B. 1 : 2 ~ 1 : 3

C. 1 : 3 ~ 1 : 4　　　　　　　　　D. 1 : 4 ~ 1 : 5

【答案】D

【解析】如果伤者呼吸、心跳停止,则需要进行心肺复苏。通常,吹气与挤压的比例为
1 : 4 ~ 1 : 5,即吹 1 口气,挤压 4 ~ 5 次。

2.(2019.4)(单项选择题):海姆立克急救法适用于(　　)。

A. 气管异物　　　　　　　　　　　B. 鱼刺卡喉

C. 鼻出血　　　　　　　　　　　　D. 烫伤

【答案】A

【解析】腹部推压法又称海姆立克急救法,该方法适用于异物进入气管堵塞呼吸道者。

3.(2019.10)(单项选择题):用止血带止血,为防止组织缺血坏死,应间隔放松止血带的
时间为(　　)。

A. 5 ~ 10 分钟　　　　　　　　　　B. 10 ~ 15 分钟

C. 15 ~ 20 分钟　　　　　　　　　　D. 20 ~ 25 分钟

【答案】C

【解析】用止血带止血期间,为防止组织缺血坏死,应每隔 15 ~ 20 分钟放松一次止血带。
如果出血已停止,则不必再结扎。

4.(2021.4)(单项选择题):在处理伴有出血的开放性骨折时,先进行(　　)。

A. 止血　　　　　　　　　　　　　B. 固定关节

C. 断端骨骼复位　　　　　　　　　D. 冷敷

【答案】A

【解析】如果骨折为开放性骨折,同时伴有出血,则首先要进行止血处理。

考点九: 常见意外伤害的处理方法

(一) 跌伤、碰伤

1. 皮肤擦破、出血或皮下淤血肿胀

(1)如果有出血现象,当出血量不大时,可采用指压止血的方法。

(2)送医务室处理伤口。

(3)如果伤口较大、较深,则在做初步清洗和消毒后,用一块干净纱布盖在伤口表面,马
上送伤者去医院做进一步的消毒、伤口缝合及抗破伤风处理。

(4)如果皮肤没有破损,仅出现红肿或青肿,切不可用手揉伤处,而应让幼儿试着慢慢
活动,确认其有无大碍。若仅为皮下出血,可抬高患部,对其冷敷,24 小时后改用热敷,以促
进血液循环和淤血的吸收。

2. 头外伤或脑震荡

(1)皮外伤处理方法同上。

（2）脑震荡的典型表现是伤者出现短暂昏迷,醒后有恶心、呕吐、轻微头痛、脸色苍白、昏昏欲睡的症状,或出现异常烦躁、哭闹等症状。有此症状者应将其立即送医院处理。

（3）如果发生颅骨骨折,则表现为头部有伤口,伤者出现意识丧失、鼻子或耳朵流出液体的症状。对颅骨骨折者,应用一块清洁的纱布轻轻盖住伤口,马上送医院抢救,或拨打120。

3. 骨折

临床上根据骨折的类型将其分为开放性骨折、闭合性骨折和青枝骨折。

判断伤者有无骨折:如果发生骨折,一般临床表现为剧烈疼痛,骨折处出现皮肤肿胀、畸形的症状,并伴有肢体功能丧失,不能活动等。

处理方法:

（1）固定骨折断端的上下两个关节,立即将伤者送医院处理。

（2）如果是开放性骨折,先进行止血,然后固定关节。用一块清洁的纱布轻轻盖在伤口处,将伤者送医院处理,千万不要将断端骨骼复位。

4. 内脏出血

如果跌伤伤及内脏,可导致内脏器官受伤,出现内出血。通常临床表现为身体发冷、脸色苍白、脉搏加速、精神状态不好等症状。如怀疑有内出血,应立即将伤者送医院,或拨打120。

（二）手指、脚趾挤压伤

处理方法:

首先安慰幼儿,然后观察,如果皮肤无破损、手指能活动,可采用冷水冲洗或冰敷,以减轻疼痛。如果手指出现肿胀、发紫,则有时可能会发生手指骨折,应及时带伤者去医院处理。

（三）刀割伤

处理方法:

先用清水简单冲洗伤口,然后采用指压法止血,或用干净纱布、毛巾压在伤口止血。止血后,用清水清洗伤口,并用浓度为75%的酒精消毒伤口周围皮肤,再用消毒纱布或创可贴覆盖包扎。如果伤口较大(超过1厘米),止血后应将伤者送医院进行伤口消毒、注射破伤风疫苗、伤口缝合等处理。通常伤口缝合须在6小时内。

（四）烫伤

处理方法:

（1）切断热源,冷却烫伤处;

（2）冷却处理后用剪刀将衣服剪开;

（3）根据烫伤程度给予不同的处理。

（五）灼伤

处理方法：

（1）立即用大量清水长时间冲洗受伤部位；

（2）确认冲洗干净后，再送医院处理。

如果溅上石灰，则不能用水直接冲洗。正确处理方法是，迅速用棉签或干净的手绢将石灰拨出，再用清水反复地冲洗。

一般化学物质（除生石灰外）导致灼伤的最佳急救措施是用大量水冲洗，冲洗的清洁度是急救的关键。不要直接送伤者去医院，以免耽误急救时机。

（六）鼻出血

处理方法：

（1）安慰儿童不要惊慌、啼哭，安静地坐下，头稍向前倾，减少血液流入口腔引发的恶心、呕吐。

（2）用手指压迫鼻翼约 10 分钟，或者用干净的棉球、纸团塞入出血鼻孔。

（3）用冷毛巾敷在前额鼻根部或脖子后面，促血管收缩，减少出血。如果采用上述方法未能止血，应尽快送幼儿去医院医治。

（七）异物入体

1. 鼻腔异物

处理方法：

如果是一侧鼻腔有异物，可让幼儿用手堵住无异物侧的鼻孔做擤鼻涕的动作，通过气流将异物排出；或用棉签、纸捻刺激鼻黏膜打喷嚏，将异物喷出。如上述方法无效，应尽快送幼儿去医院处理。一般不主张非专业人员用镊子夹取鼻腔异物。因鼻腔异物在夹取时容易因方法不当造成鼻黏膜损伤出血或将异物推向鼻腔后端，坠入气管。

2. 外耳道异物

处理方法：

（1）如果异物是小昆虫，可用灯光或手电筒放在外耳道口，利用昆虫的趋光性引诱昆虫爬出外耳道；或滴入油剂、酒精等将其淹死，再通过单脚跳让耳内液体和昆虫流出，或用棉签轻轻将液体和昆虫取出。

（2）如果异物是植物，如谷粒、豆类、小果核等，可先采用单脚跳的方法让异物顺着外耳道掉出来。如果该方法不能将其取出，建议送幼儿去医院。植物类异物不宜用水，以免膨胀后更难将其取出。

3. 咽部异物

处理方法：

让幼儿张开嘴，如能看见异物，可用镊子夹出；如果看不见异物，可用筷子或勺刺激幼儿咽部,使其呕吐,促使异物排出。如上述方法不能将异物排出,应马上送幼儿去医院处理。

4. 气管异物

处理方法见"考点八:常用急救技术"之"呼吸道异物"。

5. 眼内异物

眼内异物可分为三类,即非生物类异物、生物类异物和化学异物。眼内异物进入眼睛的部位可以是结膜、角膜或眼球,其处理方法见表7-2。

表7-2　眼内异物处理方法

眼内异物部位	处理方法
结膜	将眼睑轻轻翻开吹一口气,刺激眼睛流泪,将异物冲洗出;或用清水冲洗眼睛,让异物随清水流出;或用干净棉签轻轻将异物清除。异物清除后,滴1~2滴氯霉素眼药水防止感染
角膜或眼球	不要动异物,用一块干净纱布或手帕盖住眼睛,立即送幼儿去医院处理

（八）咬伤

1. 猫狗咬伤

处理方法:

（1）冲洗伤口;

（2）消毒伤口;

（3）送医院处理。

2. 蜂蜇伤

处理方法:

仔细检查受伤部位,将蜂刺拔出;挤压被蜇伤处,将毒液排出,并用肥皂水充分地清洗受伤处;对伤口进行冷敷或冰敷,减轻肿胀和疼痛。如果患者伤口红肿严重或出现昏迷、休克等全身症状,要及时送医院治疗。

（九）中暑

处理方法:

将中暑幼儿移到阴凉、通风处,让幼儿仰卧,解除其外衣;用毛巾蘸冷水或温水擦拭身体,用扇子扇风,帮助其降温。待其清醒后,让幼儿喝一些清凉饮料,如绿豆汤、淡盐水,或口服十滴水等。

（十）车祸

处理方法:

首先评估伤情,对伤情严重者实施紧急抢救,如心肺复苏、出血处理等;然后拨打急救电话,对骨折处进行固定。在抢救时,要注意判断有无颈椎、脊髓、颅内或内脏损伤。要注意观察伤者的整体情况,如伤者身体插入异物,不要随便拔出,应送医院处理。

(十一)溺水

抢救方法:

(1)疏通呼吸道;

(2)尽快倒出体内积水;

(3)如果溺水儿童呼吸和心跳停止,要立即对其进行心肺复苏,并拨打 120 急救电话。

溺水抢救的关键是迅速使气道通畅,恢复呼吸和循环。

【真题训练】

1.(2020.8)(单项选择题):烫伤处理方法的第一步应是(   )。

A. 用剪刀剪开衣服　　　　　　B. 涂抹烫伤膏

C. 立即送医院　　　　　　　　D. 冷却烫伤处

【答案】D

【解析】烫伤处理方法:切断热源,冷却烫伤处。冷却处理后用剪刀将衣服剪开。根据烫伤程度给予不同的处理。

2.(2021.4)(单项选择题):处理儿童鼻出血的方法,正确的是(   )。

A. 头后仰　　　　　　　　　　B. 头稍向前倾

C. 举高同侧手臂　　　　　　　D. 举高对侧手臂

【答案】B

【解析】鼻出血处理方法:安慰儿童不要惊慌、啼哭,安静地坐下,头稍向前倾,减少由血液流入口腔引发恶心、呕吐。用手指压迫鼻翼约 10 分钟,或者用干净的棉球、纸团塞入出血鼻孔。用冷毛巾敷在前额鼻根部或脖子后面,促血管收缩,减少出血。如果采用上述方法未能止血,应尽快送儿童去医院医治。

四、 同步强化练习

1. 单项选择题

(1)下列不属于学前儿童意外伤害的特点的是(   )。

A. 意外伤害存在性别差异性　　B. 意外伤害存在年龄差异

C. 意外伤害存在地域差异　　　D. 意外伤害存在个体差异

(2)我国每年儿童交通意外死亡率的快速上升证明了(   )。

A. 个体因素是学前儿童意外伤害的常见诱因

B. 家庭因素是学前儿童意外伤害的常见诱因

C. 社会因素是学前儿童意外伤害的常见诱因

D. 心理因素是学前儿童意外伤害的常见诱因

（3）电视节目中交通事故案例的介绍和分析,使人们提高警惕,自觉遵守交通规则,属于(   )。

A. 技术干预   B. 强制干预

C. 经济干预   D. 教育干预

（4）教师在组织开展活动时应以安全为前提,遵循(   )的安全原则。

A. 事先计划、建立规则、事后总结   B. 事先计划、组织施行、细心管理

C. 统筹计划、建立规则、细心管理   D. 事先计划、建立规则、细心管理

（5）(   )是指当伤者出现心跳、呼吸骤停,表现为脉搏消失、呼吸停止、意识丧失时实施的人工急救方法。

A. 心脏按摩   B. 心肺复苏

C. 心脏起搏   D. 心脏唤醒

（6）实施口对口人工呼吸,吹气频率为(   )。

A. 一秒一次   B. 两秒一次

C. 三秒一次   D. 四秒一次

（7）对儿童采用胸外心脏按压和口对口吹气,每吹一口气,做心脏按压(   )。

A. 1~2 次   B. 2~3 次

C. 4~5 次   D. 6~7 次

（8）学前儿童从高处摔下,出现短暂昏迷,醒后有恶心、呕吐、轻微头痛、脸色苍白、昏昏欲睡的症状,或出现异常烦躁的症状,应怀疑是(   )。

A. 脑震荡   B. 内出血

C. 骨折   D. 脱臼

（9）灼伤后要立即用大量清水冲洗,冲洗时间最好达到(   )。

A. 10 分钟   B. 15 分钟

C. 20 分钟   D. 30 分钟

2. 简答题

（1）学前儿童通常在哪些时段和场所容易发生意外伤害?

（2）简述儿童意外伤害的预防措施。

（3）简述幼儿园意外伤害的急救处理程序。

（4）简述被宠物咬伤后的正确处理方法。

3. 论述题

试述人工呼吸的实施方法。

4. 案例题

案例:近期连续发生了几起高空抛物和高空坠物伤害儿童的事件,社会反响强烈,引起人们对儿童的安全问题的高度关注。

问题:结合案例,运用哈登模型,分析如何预防和减少高空坠物对儿童造成的意外伤害。

五、 参考答案及解析

1. 单项选择题

（1）【答案】D

【考点】学前儿童意外伤害的特点

【解析】儿童意外伤害具有以下特点:(1)意外伤害存在年龄差异;(2)意外伤害存在性别差异;(3)意外伤害存在地域差异;(4)意外伤害存在活动差异;(5)意外伤害存在时段和场所差异。

（2）【答案】C

【考点】学前儿童意外伤害的常见诱因

【解析】我国每年儿童交通意外死亡率的快速上升证明了,社会变迁加剧了儿童意外伤害的发生。

（3）【答案】D

【考点】学前儿童意外伤害的预防

【解析】教育干预是指通过开展健康教育,提高人们对危险的认识和识别能力,达到改变危险行为,降低意外伤害发生的作用。如电视节目中交通事故案例的介绍和分析,使人们提高警惕,自觉遵守交通规则。

（4）【答案】D

【考点】幼儿园的安全管理

【解析】教师在组织开展活动时应以安全为前提,遵循"事先计划、建立规则、细心管理"的安全原则。

（5）【答案】B

【考点】常用急救技术

【解析】心肺复苏是指当伤者出现心跳、呼吸骤停,表现为脉搏消失、呼吸停止、意识丧失时实施的人工急救方法。

（6）【答案】C

【考点】常用急救技术

【解析】实施口对口人工呼吸,吹气频率为每3秒实施1次。

（7）【答案】C

【考点】常用急救技术

【解析】在进行胸外心脏按压时,如果用力过小则达不到挤压目的,如果用力过大、部位不正确则可导致胸骨、肋骨骨折及内脏损伤。如果伤者同时伴有呼吸、心跳停止,需要进行心肺复苏。通常吹气与挤压的比例为1∶4~1∶5,即吹1口气,挤压4~5次。

（8）【答案】A

【考点】常用急救技术

【解析】脑震荡的典型表现是伤者出现短暂昏迷,醒后有恶心、呕吐、轻微头痛、脸色苍白、昏昏欲睡的症状,或出现异常烦躁、哭闹等症状。

(9)【答案】D

【考点】常见意外伤害的处理方法

【解析】灼伤后要立即用大量清水冲洗受伤部位,冲洗时间最好达到30分钟。

2. 简答题

(1)时段:学前儿童通常容易在疲倦、身体不适、陌生环境、遇到困难、照料者人手不足、对规则不了解、匆忙等状态下发生意外伤害。

场所:儿童意外伤害多发生在儿童生活活动较多的场所,即家庭、学校和幼儿园。

(2)① 制定法律与法规;② 改良产品;③ 开展安全教育和宣传活动;④ 建立和实施监测体系;⑤ 创设安全的社会环境。

(3)幼儿园意外伤害的急救处理程序通常包括以下步骤:判断伤情→如果伤情严重,则现场急救、寻求帮助(打急救电话→送医院→通知家长);如果伤情不严重,则园内处理(通知保健医生→处理伤情→通知家长)。

(4)被宠物咬伤后的处理方法:① 冲洗伤口。如果受伤部位皮肤已破,应立即用清水和肥皂反复冲洗伤口。冲洗时最好用水龙头急水冲洗,并用手挤压伤口周围的组织将血挤出,以防狂犬病毒进入机体。② 消毒伤口。冲洗干净后,马上用浓度为75%的酒精对伤口进行消毒,然后再用碘酒消毒。③送医院处理。通常医生会根据伤情和动物的情况,决定是否接种抗狂犬病毒抗体和狂犬疫苗。

无论动物是否患有狂犬病,都要按照上述方法处理。因狂犬病毒在动物和人体内可以潜伏1~3个月,动物当时没有发病并不代表未感染狂犬病毒。

3. 论述题

(1)判断有无呼吸。将耳贴近伤者的口鼻,或将手放在伤者鼻子附近感觉有无气息,观察伤者胸部有无起伏动作。如没有呼吸,应立即实施抢救。

(2)保持呼吸道通畅。伤者取仰卧位,将口腔中的异物,如血块、黏液、呕吐物清除,解开衣领、裤带,头向后仰,使呼吸道畅通。

(3)实施口对口呼吸。救助者一只手捏住伤者的鼻孔,另一只手托起下颌,使伤者的头尽量后仰;嘴紧贴嘴呈密封状,缓慢吹气,直至其胸部隆起。每次吹完一口气,嘴离开,观察伤者胸部回落状况。吹气量以吹完气后伤者的胸腹部略有起伏来判定,吹气频率为每3秒实施1次。

4. 案例题

哈登模型提出,意外伤害的发生取决于宿主、致病因子和环境三个因素的相互作用。因此,预防意外伤害的发生应在伤害发生前、发生时和发生后,从宿主、致病因子和环境三个方面进行干预。

哈登总结和提出了控制意外伤害发生和降低死亡概率的十项策略。

(1)预防危险因素的形成。

（2）减少危险因素的含量。

（3）防止和减少暴露于危险因素的机会。

（4）减少危险因素的释放率及空间分布。

（5）将危险因素从时间和空间上与被保护者分开。

（6）利用屏障分离危险因素和被保护者。

（7）减少危险因素的危险性。

（8）增加机体对危险因素的抵抗力。

（9）加强处理伤害的快速反应能力。

（10）加强有效急救治疗和康复治疗的能力。

因此,应该加强高空抛物、高空坠物的社会危害性的宣传,禁止高空抛物,建立防护网,减少高空坠物的伤害。提高儿童的快速避让能力和反应能力,减少伤害,加强受伤后的急救治疗能力。

第八章
学前儿童在园卫生与保健

一、 教材知识思维导图

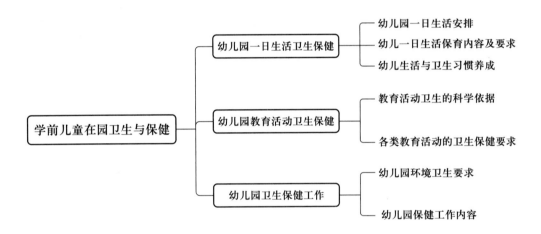

二、 本章考核知识点与考核要求

　　本章需领会的内容有:幼儿园一日生活安排的意义,执行幼儿园作息时间的注意事项,幼儿一日生活保育内容及要求,幼儿生活与卫生习惯养成的意义及在养成中应把握的关键点;用脑卫生,体育活动过程中的卫生与保健要求,游戏活动的卫生与保健要求,绘画和书写活动的卫生与保健,阅读活动的卫生与保健,歌唱活动的卫生与保健;幼儿园场地及设施的卫生要求,幼儿园健康检查内容,日常检查内容及方法(一问、二看、三摸),幼儿园环境和物品预防性消毒方法。

　　本章需简单应用的内容有:幼儿洗手方法,正确的刷牙方法,幼儿午睡管理;幼儿早期疲劳的表现,判断幼儿运动量是否适宜的简易方法;班级针对体重超重和肥胖儿童的健康管理,餐桌、碗筷、水杯、玩具、图书、室内空气、地面等的消毒方法和实施程序。

三、重难点知识精讲

考点一：幼儿园一日生活安排

幼儿园一日生活安排是指将幼儿在园的一天时间分为不同时间段,按照动静交叉、不同形式活动交叉、劳逸结合的原则,安排幼儿在园一日生活与各项活动。其目的是:科学分配幼儿在园时间;让幼儿生活有规律。

（一）制订幼儿园作息时间表

幼儿园作息时间表的制订,主要依据是幼儿身心发展特点和需要、当地的季节变化、幼儿园的实际情况及教育行政部门的相关规定。

（二）执行作息时间表

教师在实施过程中应遵循以下基本原则:
（1）坚持作息时间的一致性和灵活性。
（2）保证各种活动时间充足,并给予幼儿一定的自由度。
（3）精心安排过渡环节。
（4）重视常规养成。

考点二：幼儿一日生活保育内容及要求

（一）入园与离园

对于刚入园的幼儿来讲,入园分离焦虑是幼儿面临的重大问题。每个幼儿的入园适应期长短不一,多数幼儿在 2 周左右就可适应,不再出现父母离开后的哭闹现象。

面对新入园幼儿,幼儿教师的保育任务主要是帮助幼儿尽快熟悉环境、适应环境。

（二）清洁

幼儿的清洁工作包括洗手、洗脸、漱口、刷牙等。

1. 洗手

对幼儿洗手的要求是,用流动水、肥皂或洗手液洗手。

2. 洗脸

幼儿每天早晚洗脸、饭后擦嘴。

3. 漱口、刷牙

幼儿园要求幼儿每餐后要用水漱口或喝白开水,起到冲洗口腔食物残渣的作用。如果是全托幼儿,要求其早晚刷牙。

（三）进餐

进餐是补充能量、保证营养供给的重要途径。通常日托幼儿园的膳食安排是三餐二点，即早、中、晚三餐，上午、下午各一次加餐，每餐间隔 3~4 小时，每餐就餐时间 20~30 分钟。

（四）饮水

每天上午、下午，尤其是户外活动结束回到班级后要安排幼儿饮水。平时，在活动转换之间要提醒幼儿根据自己的需要随时饮水。

幼儿园每个班级要专设饮水设施，鼓励幼儿喝白开水。幼儿的水杯专人专用，标记上名字，每天进行消毒处理。

（五）睡眠

日托园通常每天安排幼儿午睡 2~2.5 小时。午餐后，先组织幼儿在户外散步 10~15 分钟，然后回到睡眠室准备午睡。在午睡管理中，教师要注意对幼儿进行个别指导。

（六）穿脱衣服

幼儿正确的穿脱衣方法：脱衣服时，教师要提醒幼儿"拉住袖子缩小手"；穿衣时学习分辨衣服正反面；脱下的衣裤叠放整齐。

（七）如厕

如厕要求：正确使用便池和抽水马桶，排便时不弄脏便池和衣裤，大小便后冲厕所；有了便意及时排泄，不憋尿、不憋大便；自己穿脱裤子；学会排便后使用手纸擦屁股（由前向后擦）；养成便后洗手的习惯等。

【真题训练】

1.（2021.4）（单项选择题）：有关儿童刷牙方法，正确的是（   ）。

A. 刷牙方向由左向右   B. 先刷牙齿的外侧面，再刷内侧面

C. 先刷牙齿的内侧面，再刷外侧面   D. 先刷舌头再刷牙齿

【答案】B

【解析】正确的刷牙方法是先刷牙齿的外侧面，再刷牙齿的内侧面，在刷牙齿咬合面时，牙刷应左右来回刷，刷上排牙时牙刷由上而下，刷下排牙时由下而上，最后轻轻刷舌头。

2.（2021.4）单项选择题：日托园通常每天安排幼儿午睡时间是（   ）。

A. 0.5~1 小时   B. 1~1.5 小时

C. 1.5~2 小时   D. 2~2.5 小时

【答案】D

【解析】日托园通常每天安排幼儿午睡 2~2.5 小时。

考点三：幼儿生活与卫生习惯养成

（一）良好生活与卫生习惯养成的意义

（1）良好生活与卫生习惯的养成是保证幼儿身体健康的必要条件。

（2）良好生活与卫生习惯的养成是提高机体工作效能的基础。

（3）良好生活与卫生习惯的养成使幼儿受益终身。

（4）良好生活与卫生习惯的养成也是幼儿园工作的需要。

（二）习惯的养成方式

指导和帮助幼儿养成生活与卫生习惯应把握以下几个关键点：

（1）生活与卫生习惯养成是一个循序渐进的过程。

（2）生活与卫生习惯养成需要反复强化并保持要求的一致性。

（3）正确的教育是习惯养成的关键。

考点四：教育活动卫生的科学依据

（一）用脑卫生

大脑保持高效率工作的方法如下：

（1）保证大脑氧气和营养物质供应。

（2）保证大脑休息。

（3）积极开展体育活动。

（4）保持乐观情绪。

（二）疲劳的产生及识别

疲劳是由高强度或长时间持续活动而导致工作能力减弱、工作效率降低、错误率增加的状态。

1. 疲劳的产生原因

导致幼儿疲劳的常见诱因有身体不适、体质发育不良、活动时间过长、活动强度过大、睡眠不足、环境不符合卫生要求（如缺氧、异味刺激）等。

2. 疲劳的早期识别

幼儿活动后的疲劳表现见表 8-1。

表 8-1　幼儿活动后的疲劳表现

指标	轻度疲劳	中度疲劳	过度疲劳
面色	稍红	相当红	苍白

续表

指标	轻度疲劳	中度疲劳	过度疲劳
汗量	不多	较多	大量
呼吸	中速较快	显著加大	急促、表浅
动作	欠准确	摇摆	失调、颤抖
注意力	可集中	不稳定	分散、转移
精神	较愉快	倦意	疲乏、恍惚
食欲	增加	略降低	恶心、呕吐
睡眠	入眠快	入眠慢	入眠难、睡不安

资料来源:顾荣芳.学前儿童卫生学[M].南京;江苏教育出版社,2006;172.

【真题训练】

(2020.10)(单项选择题):学前儿童每天睡眠时间应保证在(　　)。

A. 7~8 小时　　　　　　　　　　B. 9~10 小时

C. 11~12 小时　　　　　　　　　D. 13~14 小时

【答案】C

【解析】要保证幼儿每天有充足的睡眠时间,幼儿每天需要睡眠 11~12 小时。

考点五: 各类教育活动的卫生保健要求

(一) 体育活动的卫生保健

体育活动是以发展幼儿体育技能、增强幼儿体质为主要任务的一种教育活动,是幼儿教育的重要组成部分。体育活动通常包括体育课、户外体育活动、体育游戏、运动会、体操、远足等。

1. 组织幼儿体育活动的卫生原则

组织幼儿体育活动的卫生原则包括:

(1) 全面性原则;

(2) 经常性原则;

(3) 循序渐进原则;

(4) 趣味性原则;

(5) 个别性原则。

2. 幼儿体育活动过程中的卫生与保健要求

(1) 活动前后分别做准备活动和整理活动。

(2) 把握运动量和运动强度。

(3) 安全着装。

（二）游戏活动的卫生与保健

1. 游戏环境与材料卫生

游戏环境与材料卫生注意事项见表 8-2。

表 8-2　游戏环境与材料卫生注意事项

游戏环境	注意事项
室内	具备良好的通风、采光和照明条件,有较大的活动空间;游戏材料应卫生、无毒、无害,且摆放整齐
室外	地面要平整、清洁,无污染和噪声,没有危险物,大型器材和设施健全、不存在安全隐患

2. 游戏过程的安全

安全应放在游戏过程中的首位。设计和组织游戏活动,幼儿教师应考虑安全因素,并事先通过制定游戏规则来防范危险;在游戏过程中,教师要掌控全局,将幼儿纳入教师的视野,并对幼儿的不安全行为及时阻止和引导,保证游戏活动安全进行。

（三）绘画和书写活动的卫生与保健

绘画和书写活动的卫生与保健主要涉及绘画和书写持续的时间、姿势、材料和用眼等。

（1）提供可自由绘画的环境。

（2）提供安全的绘画材料,防止手部肌肉疲劳。

（3）注意用眼卫生。

（四）阅读活动的卫生与保健

阅读活动的卫生与保健主要涉及用眼卫生、阅读材料的卫生等内容。

1. 用眼卫生

正确的用眼方法是:光线要柔和,避免在强光下或暗光下阅读;保持一定的阅读距离;不要长时间阅读;阅读姿势要正确。

2. 阅读材料的卫生

学前儿童读物要选择字体大小适宜、画面清晰、色彩鲜艳、纸张不反光、无污染的书籍。读物应保持清洁,经常消毒,防止传播疾病。

（五）歌唱活动的卫生与保健

幼儿歌唱活动卫生保健重点是保护声带。

【真题训练】

（2019.4）单项选择题:幼儿每次书写或绘画的持续时间,可根据年龄安排（　　　）。

A. 3~6 分钟　　　　　　　　　　B. 5~10 分钟

C. 8~12 分钟　　　　　　　　　　D. 10~15 分钟

【答案】B

【解析】幼儿绘画、手工活动,一般持续时间可根据年龄安排 5~10 分钟。

考点六: 幼儿园环境卫生要求

幼儿园环境是指,在学前儿童本身之外的,影响学前儿童发展,或者受学前儿童发展影响的幼儿园中的一切外部条件和事件。

(一) 园址的卫生要求

从卫生学的角度来看,幼儿园园址的选择应安全、便利、不存在安全隐患;周边的水、空气和土壤没有污染源;环境安静,绿化率高,没有高频率噪声等。

(二) 场地及设施的卫生要求

幼儿园室外游戏场地的卫生要求:

(1) 大型活动设施在设计和材质的选用等方面应符合《国家玩具安全技术规范》,具有 3C 认证标志。

(2) 设施使用应安全、功能齐全。

幼儿园室内桌椅、床等设施的卫生要求:

(1) 幼儿园应为每个幼儿准备一个专用床,以保障每个幼儿的正常睡眠,避免疾病传播。

(2) 幼儿的桌椅应与学前儿童的身高匹配,以保证幼儿保持正确的坐姿,预防近视和脊柱弯曲。

(三) 清洁卫生要求

(1) 建立清扫制度。

(2) 保持室内空气清新。

(3) 保持玩具/教具卫生。

【真题训练】

(2020.10)(单项选择题):儿童用床适宜选择(　　　)。

A. 木质床　　　　　　　　　　　B. 沙发

C. 弹簧床　　　　　　　　　　　D. 帆布床

【答案】A

【解析】幼儿园室内桌椅、床等设施应安全耐用,符合学前儿童的身体要求。幼儿园应为每个幼儿准备一个专用床,避免疾病传播,材质应为木质。

考点七：幼儿园保健工作内容

（一）健康检查

1. 学前儿童健康检查

学前儿童健康检查包括入园健康检查、定期健康检查和日常健康检查。

（1）入园健康检查：入园健康检查内容主要包括儿童的既往疾病史、过敏史，体格检查、化验血红蛋白和谷丙转氨酶（GPT 或 ALT）等。

（2）定期健康检查：定期健康检查内容包括身高、体重，口腔（牙齿数、龋齿、扁桃体）、四肢（扁平足）、脊柱（脊柱弯曲）、皮肤（皮疹、异常改变）、心肺、肝脾、眼睛（眼结膜、视力）、听力，血红蛋白或血常规。儿童每年进行 1 次血红蛋白或血常规检测；1~3 岁儿童每年进行 1 次听力筛查，4 岁以上儿童每年检查 1 次视力。

（3）日常健康检查：日常健康检查包括晨检、午检和全日健康观察，重点检查幼儿的体温、皮肤改变及精神状况，以便做到疾病的早发现。

2. 工作人员健康检查

幼儿园工作人员健康检查包括岗前检查和定期检查。工作人员包括教师、保育员、食堂工人、清洁人员和行政人员。

（二）特殊儿童管理

幼儿园班级工作应对园内的体弱、肥胖、过敏等"特殊"儿童加强管理。特殊儿童类型见表 8-3。

表 8-3　特殊儿童类型

特殊儿童类型	内容
体弱儿童	患有营养性缺铁性贫血、佝偻病、营养不良、反复感染（呼吸道、肠道）、身高体重不达标、先天性心脏病、癫痫病、神经发育迟缓、常见畸形等的儿童
肥胖儿童	体重超过标准体重30%的儿童
过敏儿童	对某些药物或食物有过敏史的儿童

【知识延伸】

随着生活水平的提高，体重超重和肥胖儿童越来越常见。学校和家庭要有预防儿童肥胖的意识，培养孩子健康的生活习惯。学校和家长可以从以下三个方面入手。第一，注意均衡膳食。在满足孩子生长发育的基础上，均衡膳食，控制能量摄入，避免过度喂养。多吃蔬菜等富含纤维素的食物，少吃高脂肪食物，少摄入糖果、蜜饯、巧克力、冷饮、甜点心、膨化食品、西式快餐、肥肉、黄油、油炸食品以及各种含糖饮料。第二，加强锻炼，适当加大每天的活动量。第三，培养孩子具备健康意识让孩子知道什么是健康的生活方式，鼓励孩子通过努力,改善身体素质。

(三)幼儿园消毒

幼儿园消毒工作包括对餐具、水杯、毛巾、桌子、马桶、门把手、地面、用具、玩具、图书、被褥、空气等消毒。幼儿园常用的消毒方法是物理消毒法和化学消毒法。

1. 常用消毒方法

物理消毒法是指利用物理因素将病原微生物清除或杀灭的方法,包括机械消毒、热力消毒、光照消毒、微波消毒等消毒方法。

化学消毒法是指采用各种化学药物来消除或杀灭病原微生物的方法,如消毒液消毒。

2. 幼儿园消毒制度

按幼儿园消毒制度规定,幼儿用的餐具、水杯、餐桌应每餐进行消毒,毛巾每天消毒 1次;门把手、房间地面、盥洗间地面等应每天在幼儿入园前进行消毒;坐便器应随用随消毒,蹲便器每天进行消毒;每天在幼儿离园后对教室空气进行消毒;各种用具、玩具、图书应每周消毒 1 次。

【真题训练】

1. (2020.8)(单项选择题):通常要求 3 岁以下儿童每年进行健康检查的次数是( )。

A. 1 次   B. 2 次

C. 3 次   D. 4 次

【答案】B

【解析】通常要求 3 岁以下儿童每年进行 2 次健康检查,每次间隔 6 个月。

2. (2021.4)(单项选择题):晨检"一问、二看、三摸"里"问"的是( )。

A. 幼儿的精神状态   B. 幼儿的体温

C. 幼儿在家的情况   D. 有无带不安全物品

【答案】C

【解析】晨检的"一问、二看、三摸"分别指的是:询问幼儿在家的情况,观察幼儿的精神状态和异常改变,摸幼儿的额头和用手测试体温。

3. (2019.10)(单项选择题):应该专门建立管理档案的特殊儿童是( )。

A. 体弱、肥胖、过敏的儿童   B. 性格独特、行为怪异的儿童

C. 有不良生活卫生习惯的儿童   D. 心理不健康的儿童

【答案】A

【解析】幼儿园班级工作应对园内的体弱、肥胖、过敏等"特殊"儿童加强管理,建立特殊儿童管理档案。

4. (2020.10)(单项选择题):常用于物品、用品、玩具的消毒剂是( )。

A. 流动蒸汽   B. 乙醇

C. 碘酊　　　　　　　　　　　　D. 次氯酸钠

【答案】D

【解析】次氯酸钠消毒剂常用于对物品、用品、玩具的消毒。

5.（2021.10）（单项选择题）：幼儿园在进行消毒时会采用紫外线杀菌灯照射法，一般每次持续照射时间需要（　　　）。

A. 20 分钟　　　　　　　　　　　B. 30 分钟

C. 60 分钟　　　　　　　　　　　D. 80 分钟

【答案】C

【解析】采用紫外线杀菌灯进行照射消毒每日 1 次，每次持续照射时间 60 分钟。

6.（2019.4）（单项选择题）：幼儿园坐便器应（　　　）。

A. 每天 1 次消毒　　　　　　　　B. 随用随消毒

C. 每周 1 次消毒　　　　　　　　D. 每 2 天 1 次消毒

【答案】B

【解析】幼儿园坐便器应随用随消毒，蹲便器每天进行消毒。

四、 同步强化练习

1. 单项选择题

（1）通常日托幼儿园的膳食安排是三餐二点，即早、中、晚三餐加上午、下午各一次加餐，正餐间隔（　　　）小时。

A. 1~2　　　　　　　　　　　　B. 2~3

C. 3.5~4　　　　　　　　　　　D. 4~5

（2）儿童各种行为习惯建立的关键期在（　　　）。

A. 2~5 岁　　　　　　　　　　　B. 3~5 岁

C. 2~4 岁　　　　　　　　　　　D. 1~4 岁

（3）大脑每天消耗的能量约占人体总量的（　　　）。

A. 10%　　　　　　　　　　　　B. 15%

C. 20%　　　　　　　　　　　　D. 25%

（4）以下属于幼儿疲劳诱因的是（　　　）。

A. 环境不符合卫生要求　　　　　B. 活动内容新颖

C. 活动太具有吸引力　　　　　　D. 活动方法多样

（5）幼儿实际运动时间与活动总时间的比值反映的是幼儿（　　　）。

A. 活动强度　　　　　　　　　　B. 活动能力

C. 活动节奏　　　　　　　　　　D. 活动密度

（6）6 岁的儿童处于绘画的（　　　）。

A. 涂鸦期　　　　　　　　　　　B. 象征期

C. 写实期   D. 定型期

（7）幼儿每次阅读持续时间以（   ）分钟为宜。

A. 10~20 分钟   B. 5~10 分钟

C. 10~15 分钟   D. 15~20 分钟

（8）幼儿的玩具、图书和教具要保持清洁卫生。每周至少清洗玩具（   ）。

A. 1 次   B. 2 次

C. 3 次   D. 4 次

9. 一般来说,1~3 岁儿童定期体格检查的每次间隔时间为（   ）。

A. 3 个月   B. 5 个月

C. 6 个月   D. 12 个月

（10）幼儿园的碗筷、水杯和毛巾一般用（   ）。

A. 机械消毒   B. 热力消毒

C. 光照消毒   D. 消毒液消毒

2. 简答题

（1）简述幼儿洗手方法。

（2）简述幼儿如厕的要求。

（3）简述幼儿绘画和书写活动的卫生与保健要点。

五、 参考答案及解析

1. 单项选择题

（1）【答案】C

【考点】幼儿一日生活保育内容及要求

【解析】通常日托幼儿园的膳食安排是三餐二点,即早、中、晚三餐加上午、下午各一次加餐,正餐间隔 3.5~4 小时,每餐就餐时间 20~30 分钟。

（2）【答案】C

【考点】幼儿生活与卫生习惯养成

【解析】2~4 岁是儿童各种行为习惯建立的关键期。

（3）【答案】C

【考点】用脑卫生

【解析】大脑重量约占成人体重的 2%,但每天消耗的能量却是人体总量的 20%,耗氧量约为人体总量的 1/5。

（4）【答案】A

【考点】疲劳的产生及识别

【解析】导致幼儿疲劳的常见诱因有身体不适、体质发育不良、活动时间过长、活动强度过大、睡眠不足、环境不符合卫生要求(如缺氧、异味刺激)等。

（5）【答案】D

【考点】体育活动的卫生保健

【解析】活动密度是指实际运动时间和活动总时间的比值。

（6）【答案】D

【考点】绘画和书写活动的卫生与保健

【解析】绘画的发展开始于 15～20 个月，其发展要经历涂鸦期（1.5～4 岁）、象征期（3.5～4 岁）、定型期（4～10 岁）和写实期（10 岁以后）四个阶段。

（7）【答案】A

【考点】阅读活动的卫生与保健

【解析】幼儿每次阅读持续时间以 10～20 分钟为宜。

（8）【答案】A

【考点】幼儿园场地及设施的卫生要求

【解析】幼儿的玩具、图书和教具要保持清洁卫生。每周至少清洗或暴晒玩具 1 次，定期对图书进行翻晒或紫外线灯照射。

（9）【答案】C

【考点】幼儿园健康检查

【解析】通常要求 3 岁以下儿童每年进行 2 次健康检查，每次间隔 6 个月；3 岁以上儿童每年进行 1 次健康检查。

（10）【答案】B

【考点】幼儿园消毒

【解析】幼儿园的碗筷、水杯、毛巾一般煮沸消毒或用消毒柜（流动蒸汽）消毒，也就是热力消毒。

2. 简答题

（1）正确的洗手方法：卷好衣袖，打开水龙头用流动水将手腕、手掌和手指充分浸湿，然后用肥皂或洗手液均匀涂抹，搓出泡沫（让手掌、手背、手指、指缝等都沾满），反复搓揉双手及腕部，最后用流水冲洗干净（冲洗时手指朝下），用自己的专用毛巾擦手（毛巾每天要进行消毒处理）。

（2）正确使用便池和抽水马桶，排便时不弄脏便池和衣裤，大小便后冲厕所；有了便意及时排泄，不憋尿、不憋大便；自己穿脱裤子；学会排便后使用手纸擦屁股（由前向后擦）；养成便后洗手的习惯等。教师要关注班级如厕能力弱的个别幼儿，及时提醒。如果出现尿裤子情况，要立刻帮助幼儿更换，防止其着凉感冒。

（3）① 提供可自由绘画的环境。② 提供安全的绘画材料，防止手部肌肉疲劳。③ 注意用眼卫生。

模拟演练试卷（一）

第一部分　选择题(30分)

一、单项选择题：本部分共 30 小题，每小题 1 分，共 30 分。在每小题列出的备选项中，只有一项是最符合题目要求的，请将其选出。

1. 看问题客观现实，具有自我控制能力，能适应复杂的社会环境，对事物的变迁能始终保持良好的情绪是指(　　)。

A. 良好的处事能力　　　　　　　　B. 良好的人际关系

C. 良好的个性　　　　　　　　　　D. 良好的态度

2. 下列选项中不属于积极情绪的是(　　)。

A. 感激　　　　　　　　　　　　　B. 悲伤

C. 满意　　　　　　　　　　　　　D. 自豪

3. 具有连接、支持、营养和保护等多种功能的组织是(　　)。

A. 结缔组织　　　　　　　　　　　B. 上皮组织

C. 肌肉组织　　　　　　　　　　　D. 神经组织

4. 手部力量大小取决于(　　)。

A. 腕骨骨化的程度　　　　　　　　B. 身体胖瘦

C. 个子的高低　　　　　　　　　　D. 年龄的大小

5. 比毛发还细，呈网状分布，遍及全身组织末梢，负责血液与组织中的氧气和营养成分交换的是(　　)。

A. 动脉血管　　　　　　　　　　　B. 静脉血管

C. 毛细血管　　　　　　　　　　　D. 肺

6. 有暂时贮存食物、杀菌、对食物进行初步消化功能的是 (　　)。

A. 膀胱　　　　　　　　　　　　　B. 大肠

C. 小肠　　　　　　　　　　　　　D. 胃

7. 大脑皮质刚开始工作时效率较低，随后工作效率逐渐提高，这一现象称为(　　)。

A. 始动调节　　　　　　　　　　　B. 动力定型

C. 保护性抑制　　　　　　　　　　D. 镶嵌式活动

8. 生长发育达到一个相对完备的阶段，即个体在形态、生理、心理等方面都达到成人水平是指(　　)。

A. 成熟　　　　　　　　　　　　　B. 生长

C. 发育　　　　　　　　　　　　　　D. 发展

9. 受孕至分娩,约为 280 天,40 周,这一时期为(　　)。

A. 新生儿期　　　　　　　　　　　　B. 婴儿期

C. 胎儿期　　　　　　　　　　　　　D. 幼儿期

10. 儿童词汇量增长的高速期是在(　　)。

A. 1~2 岁　　　　　　　　　　　　　B. 2~3 岁

C. 3~4 岁　　　　　　　　　　　　　D. 4~5 岁

11. 反映机体内代谢活动的指标是(　　)。

A. 形态指标　　　　　　　　　　　　B. 生理功能指标

C. 生化指标　　　　　　　　　　　　D. 心理行为发育指标

12. 以第 50 百分位数为基准值,第 3、25、50、75、97 等百分位数值为离散距,将儿童生长发育划分为 5 个发育等级,评价儿童的生长发育状况,这种方法是(　　)。

A. 等级评价法　　　　　　　　　　　B. 百分位数法

C. 指数法　　　　　　　　　　　　　D. 曲线图法

13. 儿童为了获得某个物品、权利和空间而做出的抢夺、推搡、打人等动作是指(　　)。

A. 身体攻击　　　　　　　　　　　　B. 言语攻击

C. 关系攻击　　　　　　　　　　　　D. 工具性攻击

14. 语言节律出现障碍,不自觉地重复某些字音、字句,或发音延长、停顿,是(　　)的表现。

A. 语言发育迟缓　　　　　　　　　　B. 口吃

C. 哑　　　　　　　　　　　　　　　D. 多动症

15. (　　)是指产生症状或体征的异常生理或心理状态,是人体在致病因素影响下,器官组织的形态、功能偏离正常标准的状态。

A. 疾病　　　　　　　　　　　　　　B. 痉挛

C. 精神状况　　　　　　　　　　　　D. 亚健康

16. 正常儿童每天大便一次,如果幼儿经常连续 2~3 天或更长时间拉不出大便,排出的大便干燥,称为(　　)。

A. 便秘　　　　　　　　　　　　　　B. 肠痉挛

C. 腹胀　　　　　　　　　　　　　　D. 急性肠炎

17. 体内营养素摄入过多或过少,导致机体营养过剩、营养缺乏及营养代谢异常的一类疾病是(　　)。

A. 营养性疾病　　　　　　　　　　　B. 锌缺乏症

C. 佝偻病　　　　　　　　　　　　　D. 缺铁性贫血

18. 由病原体感染引起的能在人与人之间,或人与动物之间传播流行的疾病是(　　)。

A. 传染病　　　　　　　　　　　　　B. 单纯性肥胖

C. 佝偻病　　　　　　　　　　　　　D. 锌缺乏症

19. 对某种传染病缺乏特异性免疫力或免疫力较弱,被传染后易发病的人,称为( )。

A. 传染源 B. 病原携带者

C. 受感染的动物 D. 易感者

20. 下列参与雌激素、雄激素、胆汁等物质合成的是( )。

A. 胆固醇 B. 脂肪酸

C. 中性脂肪 D. 磷脂

21. 下列选项中不属于维生素 A 的主要功能的是( )。

A. 保护视力,维持正常的视觉功能 B. 促进骨组织生长

C. 促进上皮细胞分泌,保护皮肤和黏膜 D. 提供热能

22. 下列选项中不属于大豆食品的是( )。

A. 黄豆 B. 黑豆

C. 青豆 D. 土豆

23. 产地环境、生产过程和产品质量都符合无公害农产品标准,不含对人体有害物质的食品是( )。

A. 绿色食品 B. 无公害食品

C. 天然食品 D. 功能食品

24. 通过教育、技术、强制和经济四项干预措施来预防和控制意外伤害的发生是指( )。

A. 强制干预 B. 四 E 干预

C. 技术干预 D. 经济干预

25. 在生活中自己照料自己的行为能力是指( )。

A. 生活自理能力 B. 常规培养

C. 运动技能 D. 安全意识

26. 用手指、手掌或拳头压迫出血血管的上端,将血管压闭,阻断血液流出,这种方法是( )。

A. 指压止血法 B. 加压止血法

C. 一般止血 D. 止血带止血法

27. 骨骼“折而不断”,出现了骨裂,称为( )。

A. 开放性骨折 B. 闭合性骨折

C. 青枝骨折 D. 粉碎性骨折

28. 将幼儿在园的一天时间分为不同时间段,按照动静交叉、不同形式活动交叉、劳逸结合的原则,安排幼儿在园一日生活与各项活动,是指( )。

A. 一日生活安排 B. 幼儿作息时间表

C. 活动时间安排 D. 幼儿活动常规

29. 人体工作最繁忙的器官,也是机体高级指挥中枢指的是( )。

A. 心脏   B. 四肢

C. 肺   D. 大脑

30. 采用诸如清扫、洗刷、擦抹、铲除或过滤等方法除掉物体表面有害微生物的方法是（　　）。

A. 机械消毒   B. 光照消毒

C. 热力消毒   D. 消毒液消毒

第二部分　非选择题（70 分）

二、简答题：本部分共 6 小题，每小题 5 分，共 30 分。

31. 简述学前儿童神经系统的卫生保健方法。

32. 简述爬行对婴儿动作发展的作用。

33. 简述导致儿童遗尿症的常见原因。

34. 简述热敷的方法。

35. 简述钙的主要功能。

36. 简述幼儿正确的穿脱衣方法。

三、论述题：本部分共 2 小题，每小题 10 分，共 20 分。

37. 试述学前儿童耳的卫生保健。

38. 试述学前儿童感觉统合失调的原因、症状及预防。

四、案例分析题：本部分共 2 小题，每小题 10 分，共 20 分。

39. 案例：幼儿园班上新来的小朋友上课时注意力不集中，看动画片时喜欢离开座位走到距离电视很近的地方看。

问题：（1）如何处理这种情况？

（2）幼儿弱视和斜视有什么危害？

40. 案例：有人认为，小孩出现摔伤、烫伤等意外伤害是难以避免和控制的。只要不出大事，一些小的意外伤害很正常。

问题：（1）这种观点正确吗？为什么？

（2）儿童容易发生的意外伤害有哪些？

（3）儿童意外伤害如何预防？

模拟演练试卷（一）参考答案及解析

一、单项选择题

1.【答案】A

【考点】良好的处事能力的定义

【解析】良好的处事能力指看问题客观现实,具有自我控制能力,能适应复杂的社会环境,对事物的变迁能始终保持良好的情绪。

2.【答案】B

【考点】积极情绪

【解析】通常人们将情绪分为两大类,即积极(愉快)情绪和消极(不愉快)情绪。积极情绪包括快乐、满意、兴趣、自豪、感激、爱、欢欣等;消极情绪包括愤怒、痛苦、厌恶、焦虑、恐惧、抑郁、悲伤等。

3.【答案】A

【考点】结缔组织的功能

【解析】结缔组织具有连接、支持、营养和保护等多种功能。

4.【答案】A

【考点】手骨

【解析】手部力量大小取决于腕骨骨化的程度。

5.【答案】C

【考点】毛细血管的定义

【解析】毛细血管顾名思义,比毛发还细,呈网状分布,遍及全身组织末梢,负责血液与组织中的氧气和营养成分交换。

6.【答案】D

【考点】胃的主要功能

【解析】胃有暂时贮存食物、杀菌、对食物进行初步消化的功能。

7.【答案】A

【考点】始动调节的定义

【解析】始动调节是指大脑皮质刚开始工作时效率较低,随后工作效率逐渐提高。

8.【答案】A

【考点】成熟的定义

【解析】成熟是指生长发育达到一个相对完备的阶段,即个体在形态、生理、心理等方面都达到成人水平。

9.【答案】C

【考点】胎儿期的定义

【解析】胎儿期是指受孕至分娩这一时期,约为280天,40周。

10.【答案】B

【考点】儿童词汇量增长高速期

【解析】2~3岁是儿童词汇量增长的高速期。

11.【答案】C

【考点】生化指标的定义

【解析】生化指标是指反映机体内代谢活动的指标。

12.【答案】B

【考点】百分位数法的定义

【解析】百分位数法是以第50百分位数为基准值,第3、25、50、75、97等百分位数值为离散距,将儿童生长发育划分为5个发育等级,评价儿童的生长发育状况的方法。

13.【答案】D

【考点】工具性攻击的定义

【解析】工具性攻击是指儿童为了获得某个物品、权利和空间而做出的抢夺、推搡、打人等动作。

14.【答案】B

【考点】口吃的定义

【解析】口吃俗称"结巴""磕巴",是指语言节律出现障碍,表现为不自觉地重复某些字音、字句,或发音延长、停顿。

15.【答案】A

【考点】疾病的定义

【解析】疾病是指产生症状或体征的异常生理或心理状态,是人体在致病因素影响下,器官组织的形态、功能偏离正常标准的状态。

16.【答案】A

【考点】便秘的定义

【解析】便秘是儿童易患的常见病。正常儿童每天大便一次,如果幼儿经常连续2~3天或更长时间拉不出大便,排出的大便干燥,即为便秘。

17.【答案】A

【考点】营养性疾病的定义

【解析】营养性疾病是指体内营养素摄入过多或过少,导致机体营养过剩、营养缺乏及营养代谢异常的一类疾病。

18.【答案】A

【考点】传染病的定义

【解析】传染病是由病原体感染引起的能在人与人之间,或人与动物之间传播流行的疾病。

19.【答案】D

【考点】易感者的定义

【解析】易感者是指对某种传染病缺乏特异性免疫力或免疫力较弱,被传染后易发病的人。

20.【答案】A

【考点】胆固醇的功能

【解析】胆固醇参与雌激素、雄激素、胆汁等物质的合成。

21.【答案】D

【考点】维生素 A 的主要功能

【解析】维生素 A 的主要功能:保护视力,维持正常的视觉功能,维生素 A 可促使视觉细胞内感光物质合成与再生,使眼睛能在暗环境中看清物体;促进上皮细胞分泌,保护皮肤和黏膜;促进骨组织生长。

22.【答案】D

【考点】大豆及其制品

【解析】大豆食品特指黄豆、黑豆、青豆等豆类,豆制品包括豆腐、豆腐干、豆浆、腐竹、豆豉等;豌豆、蚕豆、红豆、绿豆、赤豆、芸豆等豆类被称为杂豆。

23.【答案】B

【考点】无公害食品的定义

【解析】无公害食品是指产地环境、生产过程和产品质量都符合无公害农产品标准,不含对人体有害物质的食品。

24.【答案】B

【考点】四 E 干预的定义

【解析】四 E 干预是指通过教育、技术、强制和经济四项干预措施来预防和控制意外伤害的发生。

25.【答案】A

【考点】生活自理能力的定义

【解析】生活自理能力是指在生活中自己照料自己的行为能力。

26.【答案】A

【考点】指压止血法

【解析】指压止血法是用手指、手掌或拳头压迫出血血管的上端(近心端),将血管压闭,阻断血液流出的方法。

27.【答案】C

【考点】青枝骨折的定义

【解析】青枝骨折是指骨骼"折而不断",出现了骨裂的症状。

28.【答案】A

【考点】幼儿园一日生活安排的定义

【解析】一日生活安排是指将幼儿在园的一天时间分为不同时间段,按照动静交叉、不同形式活动交叉、劳逸结合的原则,安排幼儿在园一日生活与各项活动。

29.【答案】D

【考点】大脑的重要性

【解析】大脑是人体工作最繁忙的器官,是机体高级指挥中枢。

30.【答案】A

【考点】机械消毒的定义

【解析】机械消毒指采用诸如清扫、洗刷、擦抹、铲除或过滤等方法除掉物体表面有害微生物的方法。

二、简答题

31.(1)精心安排幼儿园各项教育教学活动。

(2)保证营养物质和新鲜的空气。

32.(1)爬行可促进婴儿身体协调性和自主控制能力的发展。爬行过程需要婴儿借助手、足、腹部、背部、手臂和腿部等肌肉力量的协同作用。

(2)爬行扩大了婴儿的活动范围和视野,有助于婴儿建立空间方位、探究物体等。同时,爬行也被认为与婴儿情绪、认知及社会性行为发展有关。

33.导致儿童遗尿症的常见原因:(1)与某些疾病有关;(2)遗传因素;(3)发育不成熟;(4)体内控制尿液浓缩的抗利尿激素分泌不足;(5)缺乏夜间排尿训练或训练不当;(6)其他因素,如膀胱容量小、情绪紧张、对新环境不适应、环境改变、过度疲劳、父母过度保护和溺爱、家庭关系不和、睡前大量饮水、睡觉时间不规律等。这些因素都可能引起和加重遗尿现象。

34.(1)用热水将毛巾浸湿,敷在伤处。毛巾温度下降后再重新换热毛巾,反复进行约20分钟。

(2)将热水袋用毛巾包裹放在患处。需要提醒的是,热敷适合挫伤、扭伤等原因造成的局部肿胀;热敷一定在受伤24小时后使用;使用热敷时要注意避免烫伤,热敷的温度以儿童能承受的温度为宜。

35.钙的主要功能:(1)构成骨骼和牙齿;(2)调节神经和肌肉活动;(3)参与凝血。

36.(1)脱衣服时,教师要提醒幼儿"拉住袖子缩小手"。

(2)穿衣时学习分辨衣服正反面。提醒幼儿穿衣前先想一想,哪件衣服穿里面,哪件穿在外面,认清衣服的前后。

(3)脱下的衣裤叠整齐。要求幼儿将脱下来的衣裤叠整齐,放在规定的地方,避免发生漏穿现象。

三、论述题

37.(1)保护听力,促进儿童听力发展。

学前儿童听觉敏锐,音量大、尖厉、缺乏节奏感的噪声均可导致学前儿童听觉损伤。研究显示,如果婴幼儿长期处在80分贝噪声的环境中,听力将下降(人们平时说话的分贝是

50~60分贝,大声喊可达80分贝)。所以,应注意减少学前儿童所处环境中的噪声,如看电视、播放音乐要适当控制音量。在教学活动中,选择声音柔和、有节奏感的音乐,有意识地让学前儿童分辨大自然中各种细微而复杂的声音,促进幼儿听力发展。同时,在使用链霉素、卡那霉素、庆大霉素等对听力有损伤的抗生素时要谨慎。

(2)保护外耳,防听力损伤。

学前儿童容易发生外耳道和鼓膜的损伤。耳屎是皮脂腺分泌的黏稠物(耵聍),具有黏附灰尘、异物,保护外耳道的作用。大部分耵聍干燥后会自行脱落,一般不主张给学前儿童挖耳屎,尤其不能用尖利物品挖耳屎,以防损伤外耳道。同时,洗头、洗澡、游戏时注意不让水进入外耳道,教给幼儿正确的擤鼻涕方法(用手压住一侧鼻孔擤,然后交换压迫另一侧鼻孔擤),防止患中耳炎。

38. 感觉统合失调是指大脑神经传递功能失常,导致儿童在视觉、触觉、听觉、味觉、嗅觉、前庭平衡觉、运动觉等某一方面或某些方面出现传递通路障碍,使机体无法顺利接收、解释各种信息并做出反应。

(1)原因。目前有关感觉统合失调的病因和发病机制尚不清楚,学者们倾向认为与下面两种原因有关。① 现代人生活环境和生活方式的改变。尽管新生儿出生时已具有各种感觉能力,但大脑对多种感觉信息的加工统合能力是后天不断刺激、练习的结果。如今城市高楼化、居住拥挤、同伴活动减少,大量时间用于学习、看电视、玩计算机游戏等静态游戏活动,儿童的户外活动减少,多感官刺激活动减少使得大脑的感觉统合能力没有得到足够的刺激和锻炼。② 家长溺爱,剥夺了孩子的锻炼机会。许多家庭只有一个孩子,这导致家长对孩子过分溺爱,一些本应由儿童自己做的事情全由家长包办,或出于安全考虑限制儿童的探索性行动,从而影响儿童感觉统合能力的发展。

(2)症状。感觉统合失调的临床症状呈多样化表现,有些患儿表现为某一方面的问题,也有患儿表现为多方面的问题。常见的症状有:触觉障碍,不喜欢被人碰触或抚摸,拒绝理发、洗头、洗脸,不喜欢穿脱衣服,或需要特别多的抚摸,喜欢让大人拥抱、久久戒不掉奶嘴、吸吮手指等;平衡能力差,不喜欢攀高、旋转,害怕骑木马、荡秋千,动作笨拙、易跌倒,学习爬、走路都比一般孩子晚;方向感差,分不清楚东西南北和左右,容易迷路等;小肌肉协调能力差,拿东西、画画、写字、握笔、穿脱衣服、用筷子等都比同龄孩子差,手脚笨拙,写出的字迹歪歪扭扭;视觉障碍,学习时出现阅读困难(漏字串行),计算粗心(抄错题目),写字时常常过重或过轻、字的大小不一、出圈出格、偏旁部首写错,生活中常常表现为丢三落四;视听或听写协调能力差,不能边听边看,或边听边写,听觉记忆力弱,听过就忘等。

(3)预防。鉴于感觉统合失调属后天缺乏刺激,导致大脑感觉统合能力发育不良。预防感觉统合失调,首先在婴幼儿阶段,家庭和幼儿园应保证孩子有大量的户外活动时间,充分刺激儿童各种感觉器官,在活动中促进儿童大脑感觉统合能力的发展,如发展触觉能力的活动捏面泥、玩水、玩沙,提供各种材质的物体供儿童触摸;发展运动机能的活动跑、跳绳、骑自行车、投掷等;发展平衡能力的活动滑旱冰、玩滑板、坐跷跷板、走独木桥等;发展手眼协调能力的活动穿珠子、绘画、拍球、传球、钻滚筒等。其次,幼儿园可购买部分感统训练器械作为幼儿园游戏材料,如大龙球、羊角球、独角椅等,让幼儿在日常活动中使用这些器械,有意识地锻炼幼儿的感觉统合能力。

四、案例分析题

39.(1)儿童不宜长时间近距离用眼,如看电视、使用计算机、玩手机、看书等。长时间看近物,容易导致睫状体疲劳、痉挛,诱发近视,尤其要控制幼儿看电子屏幕的时间。一般不主张2岁前的孩子看电视,或将看电视时间控制在每天15分钟以内;2~3岁儿童每天看电视时间不超过30分钟。适宜学前儿童看的是画面转换比较慢、情节性不太强的节目。家长切忌将电子产品作为学前儿童的"保姆"或"玩具"。同时,阅读、书写、绘画时要使眼睛与物体保持约30厘米的距离。不边走边看书、不坐在车上看书或躺着看书等,因为这些不良阅读习惯都会增加眼睛的调节强度,导致睫状肌疲劳。另外,要注意阅读环境,光线最好是从左上方射入,避免强光直射眼睛和读物,防止眼损伤;注意眼睛休息,尤其是看近物一段时间后要让幼儿进行一些体育活动,或看看远处。

(2)① 斜视会影响儿童视觉功能的发育。因双眼不在同一水平面,视物会产生重影,阅读时会感到字迹模糊不清或重叠,视物不清。而重影会干扰大脑对物像的融合和判断。大脑为了正常工作,会将一只眼的视觉功能抑制住,让儿童用一只眼看物体,而被抑制的眼发生功能退化,出现弱视。另外,儿童单眼视物,会影响儿童的立体感,患儿看什么东西都是平面图,难以精确地判定物体的空间位置和距离。

② 弱视对儿童危害较大。一方面弱视无法通过配镜矫正视力,儿童总处在视物不清的状态,影响其生活和学习;另一方面弱视儿童的立体视觉受到影响,分辨不清物体的远近、深浅,不能做精细活动。

40.(1)这种观点是错误的。在传统观念中,人们多认为意外伤害是意料不到的事件,具有不可预测、不可避免、无法控制等特点,但事实并非如此。意外伤害无论是在发生前、发生时还是发生后均可通过个体、工具和环境来预防和控制,与其他疾病一样是可预防的。一些经验证明,通过安全教育,降低环境中的不安全因素等措施是完全可以降低意外伤害发生率的。

(2)据调查,儿童意外伤害的发生原因从高到低依次为跌倒(跌落)、碰撞(挤压伤)、扭伤、割伤、交通事故、烧烫伤、昆虫(动物)咬伤。

(3)意外伤害的预防措施:① 制定法律与法规;② 改良产品;③ 开展安全教育和宣传活动;④ 建立和实施监测体系;⑤ 创设安全的社会环境。

模拟演练试卷(二)

第一部分　选择题(30分)

一、单项选择题：本大题共 30 小题，每小题 1 分，共 30 分，在每小题列出的备选项中，只有一项是最符合题目要求的，请将其选出。

1. 行动自如、动作敏捷是指健康标准的（　　　）。
   A. 便得快
   B. 走得快
   C. 说得快
   D. 食得快

2. 喜欢户外活动和体育活动，爱清洁讲卫生、早晚刷牙、饭后漱口、饭前便后洗手，吃健康食品、不挑食偏食、不暴饮暴食，按时睡觉和起床等个人卫生行为、饮食行为和生活行为都属于（　　　）。
   A. 学前儿童健康行为
   B. 学前儿童社会交往
   C. 学前儿童亲社会行为
   D. 学前儿童稳定情绪

3. 位于细胞膜与细胞核之间，主要参与细胞的各种代谢活动的是（　　　）。
   A. 组织
   B. 血小板
   C. 细胞质
   D. 筋膜

4. 人体有（　　　）肌肉。
   A. 600 余块
   B. 700 余块
   C. 750 余块
   D. 800 余块

5. 负责将组织中的废物带到肺和肾脏排出体外，将肠道吸收的各种营养物质、经肺吸收的氧气送回心脏的是（　　　）。
   A. 动脉血管
   B. 静脉血管
   C. 毛细血管
   D. 淋巴

6. 0~6 岁期间（　　　）等营养素供给是否充足直接影响牙齿的坚固程度和出牙时间。
   A. 钙磷
   B. 铁
   C. 锌
   D. 钠

7. 幼儿已基本掌握口语的表达和运用，能说出完整的、简短的句子来表达自己的想法，但语言流畅性较差是在（　　　）。
   A. 1 岁
   B. 2 岁
   C. 3 岁
   D. 4 岁

8. 身体各系统、器官在生理功能上可测出的各种量度是指（　　　）。

A. 形态指标
B. 生理功能指标

C. 生化指标
D. 心理行为发育指标

9. 目前幼儿园使用最广泛的评价方法是（　　）。

A. 等级评价法
B. 曲线图法

C. 百分位数法
D. 指数法

10. 出现了一些较严重的问题行为，如攻击性行为、破坏行为时应该使用（　　）。

A. 奖励法
B. 消退法

C. 隔离法
D. 游戏疗法

11. 通过操纵和破坏同伴的关系或情感来控制或伤害他人的行为，如背后说坏话、孤立某个小朋友等，属于（　　）。

A. 身体攻击
B. 言语攻击

C. 关系攻击
D. 敌意性攻击

12. 2 岁左右的幼儿仍不会说话、说话口齿不清，或听不懂他人的话，此幼儿有可能（　　）。

A. 语言发育迟缓
B. 患多动症

C. 口吃
D. 哑

13. 医学领域有关疾病的分类方法很多，以下不属于按照患病部位分类的是（　　）。

A. 神经系统疾病
B. 口腔五官疾病

C. 消化道疾病
D. 感冒

14. 支气管哮喘是一种反复发作的呼吸道过敏性疾病，其发病群体多为（　　）。

A. 女孩
B. 孕妇

C. 男孩
D. 哺乳期妈妈

15. 下列选项中不属于便秘症状的是（　　）。

A. 腹胀
B. 腹痛

C. 2~3 天排一次大便
D. 排不出大便

16. 婴幼儿易患的化脓性皮肤病是（　　）。

A. 痱子
B. 疖肿

C. 湿疹
D. 荨麻疹

17. 非疾病所致的肥胖，占到儿童肥胖的 95%~97%，称为（　　）。

A. 脂肪型肥胖
B. 特殊性肥胖

C. 单纯性肥胖
D. 虚胖

18. 病原体通过昆虫叮咬人或动物，或污染食物而传播致病是指（　　）。

A. 空气传播
B. 饮食传播

C. 接触传播
D. 虫媒传播

19. 1~7 岁儿童每日铁供给推荐量是（　　）。

A. 9 毫克
B. 10 毫克

C. 11 毫克 　　　　　　　　　　　 D. 12 毫克

20. 下列选项中不属于动物类食物的是(　　　)。

A. 鸡 　　　　　　　　　　　 B. 鸭

C. 红豆 　　　　　　　　　　　 D. 鱼

21. 学前儿童食物选择应遵循的原则不包括(　　　)。

A. 安全性 　　　　　　　　　　　 B. 营养性

C. 多样性 　　　　　　　　　　　 D. 科学性

22. 幼儿园采用的膳食调查方法主要是(　　　)。

A. 指数法 　　　　　　　　　　　 B. 观察法

C. 记账法 　　　　　　　　　　　 D. 调查法

23. 按照特定生产方式生产,经专门机构认定,具有无污染、安全、优质、有营养等特征的食品是指(　　　)。

A. 绿色食品 　　　　　　　　　　　 B. 天然食品

C. 功能食品 　　　　　　　　　　　 D. 有机食品

24. 下列选项中属于在公共场所常见的意外伤害的是(　　　)。

A. 溺水 　　　　　　　　　　　 B. 气管异物

C. 烧烫伤 　　　　　　　　　　　 D. 中毒

25. 抢救脉搏正常,但没有呼吸的伤者,应该采用的急救方法是(　　　)。

A. 人工呼吸 　　　　　　　　　　　 B. 胸外心脏按压

C. 心肺复苏 　　　　　　　　　　　 D. 止血

26. 用干净的纱布或毛巾直接按压在伤口上,用手压迫止血,通常压迫 15 分钟即可止血。这种止血方法称为(　　　)。

A. 指压止血法 　　　　　　　　　　　 B. 加压止血法

C. 止血带止血法 　　　　　　　　　　　 D. 一般止血

27. 表现为身体发冷、脸色苍白、脉搏跳动加速、精神状态不好等症状,可能是由于(　　　)。

A. 脑震荡 　　　　　　　　　　　 B. 骨折

C. 烫伤 　　　　　　　　　　　 D. 内脏出血

28. 幼儿在幼儿园进行的各种活动中应该遵守的基本行为规范是指(　　　)。

A. 一日生活安排 　　　　　　　　　　　 B. 作息时间表

C. 常规 　　　　　　　　　　　 D. 幼儿卫生习惯

29. 儿童各种行为习惯建立的关键期是(　　　)。

A. 2~4 岁 　　　　　　　　　　　 B. 2~3 岁

C. 1~2 岁 　　　　　　　　　　　 D. 2~5 岁

30. 在学前儿童本身之外的,影响学前儿童发展或者受学前儿童发展影响的幼儿园中的一切外部条件和事件指的是(　　　)。

A. 幼儿园硬件条件　　　　　　B. 幼儿园软件条件

C. 幼儿园环境　　　　　　　　D. 幼儿园的玩具

第二部分　非选择题(70分)

二、简答题:本大题共 6 小题,每小题 5 分,共 30 分。

31. 简述学前儿童眼睛的卫生保健方法。

32. 幼儿大脑和神经系统高速发育,主要表现在哪两个方面?

33. 简述多动症的临床表现。

34. 简述坚果类食物的营养特点。

35. 怎样建立安全管理工作机制?

36. 教师在执行作息时间表的过程中应遵循哪些基本原则?

三、论述题:本大题共 2 小题,每小题 10 分,共 20 分。

37. 试述孤独症的症状以及训练方法。

38. 试述指导和帮助幼儿养成生活与卫生习惯应把握的关键点。

四、案例分析题(本大题共 2 小题,每小题 10 分,共 20 分)

39. 案例:幼儿园大班的小美午睡起床后突然流鼻血了,主班教师赶紧用凉水把毛巾弄湿,放在小美的额头上,配班的教师却说要用热毛巾敷额头。

问题:(1)哪位教师说得对? 为什么?

(2)应该如何做?

40. 案例:5 岁的贝贝从小就由爷爷、奶奶照看,贝贝在幼儿园和家里吃饭时特别喜欢吃肉,所以他要比同龄人胖,爷爷、奶奶认为只要是孩子喜欢的就要满足孩子。

问题:(1)爷爷、奶奶的这种做法对吗?

(2)根据儿童膳食指南,应该如何合理安排膳食?

模拟演练试卷（二）参考答案及解析

一、单项选择题

1.【答案】B

【考点】健康标准

【解析】较通俗的健康标准是:食得快,便得快,睡得快,说得快,走得快,良好的个性、人际关系和处事能力。走得快指行动自如、动作敏捷。

2.【答案】A

【考点】学前儿童健康行为

【解析】学前儿童健康行为主要包括喜欢户外活动和体育活动,爱清洁讲卫生、早晚刷牙、饭后漱口、饭前便后洗手,吃健康食品、不挑食偏食、不暴饮暴食,按时睡觉和起床等个人卫生行为、饮食行为和生活行为。

3.【答案】C

【考点】细胞质

【解析】细胞质位于细胞膜与细胞核之间,其含有线粒体、内质网、高尔基复合体、核糖体、溶酶体等细胞器,主要参与细胞的各种代谢活动。

4.【答案】A

【考点】人体肌肉的数量

【解析】人体有 600 余块肌肉。

5.【答案】B

【考点】静脉血管的作用

【解析】静脉血管负责将组织中的废物带到肺和肾脏排出体外,将肠道吸收的各种营养物质、经肺吸收的氧气等送回心脏。

6.【答案】A

【考点】学前儿童牙齿的生长

【解析】0~6 岁期间钙磷等营养素供给是否充足,直接影响牙齿的坚固程度和出牙时间。

7.【答案】C

【考点】3 岁幼儿的语言发育水平

【解析】3 岁幼儿已基本掌握口语的表达和运用,能说出完整的、简短的句子来表达自己的想法,但语言流畅性较差。

8.【答案】B

【考点】生理功能指标的定义

【解析】生理功能指标是指身体各系统、器官在生理功能上可测出的各种量度。

9.【答案】A

【考点】等级评价法

【解析】等级评价法是目前幼儿园使用最广泛的评价方法。

10.【答案】C

【考点】隔离法

【解析】使用隔离法的主要目的是立即阻止不良行为,同时促使儿童对自己的行为进行反思,调整情绪。该方法常用在一些较严重的问题行为发生时,如攻击性行为、破坏行为。

11.【答案】C

【考点】关系攻击的定义

【解析】关系攻击是指通过操纵和破坏同伴的关系或情感来控制或伤害他人的行为,如背后说坏话、孤立某个小朋友等。

12.【答案】A

【考点】语言发育迟缓的定义

【解析】语言发育迟缓是指由各种原因引起的儿童口头表达或语言理解能力明显落后于同龄儿童的正常水平。如2岁左右的幼儿仍不会说话、说话口齿不清,或听不懂他人的话。

13.【答案】D

【考点】疾病的分类

【解析】按照患病部位,疾病分为呼吸道疾病、消化道疾病、泌尿道疾病、神经系统疾病、口腔五官疾病、皮肤病、血液病等。

14.【答案】C

【考点】支气管哮喘发病群体

【解析】支气管哮喘是一种反复发作的呼吸道过敏性疾病。4~5岁儿童发病较多,男孩发病多见。

15.【答案】C

【考点】便秘的主要症状

【解析】便秘的主要症状是腹痛、腹胀,拉不出大便。有些患儿因大便干燥,使劲大便时会造成肛门肌肉撕裂,肛门出血、疼痛。

16.【答案】B

【考点】疖肿

【解析】疖肿是婴幼儿易患的化脓性皮肤病。

17.【答案】C

【考点】单纯性肥胖的定义

【解析】单纯性肥胖是指非疾病所致的肥胖,占到儿童肥胖的95%~97%。

18.【答案】D

【考点】虫媒传播的定义

【解析】虫媒传播是指病原体通过昆虫(蚊子、跳蚤、虱子、苍蝇)叮咬人或动物,或污染食物而传播致病。

19.【答案】D

【考点】儿童铁的供给

【解析】1~7岁儿童每日铁供给推荐量是12毫克。

20.【答案】C

【考点】动物类食物

【解析】动物类食物是指畜、禽、海产品、蛋等大类食品,包括猪肉、牛肉、羊肉及内脏,鸡、鸭、鹅、兔、鱼、虾、蟹、蛋等。

21.【答案】D

【考点】学前儿童食物选择的原则

【解析】学前儿童食物选择应遵循"安全性、营养性和多样性"原则。

22.【答案】C

【考点】幼儿园采用的膳食调查方法

【解析】目前,幼儿园采用的膳食调查方法主要是记账法。

23.【答案】A

【考点】绿色食品的定义

【解析】绿色食品是指按照特定生产方式生产,经专门机构认定,具有无污染、安全、优质、有营养等特征的食品。

24.【答案】A

【考点】公共场所常见的意外伤害

【解析】公共场所常见的意外伤害是交通意外、溺水等。

25.【答案】A

【考点】人工呼吸

【解析】人工呼吸的急救方法常用于抢救脉搏正常,但没有呼吸的伤者。

26.【答案】B

【考点】加压止血法

【解析】加压止血法是指用干净的纱布或毛巾直接按压在伤口上,用手压迫止血,通常压迫15分钟即可止血。

27.【答案】D

【考点】内脏出血的症状

【解析】如果跌伤伤及内脏,可导致内脏器官受伤,出现内出血。通常临床表现为身体发冷、脸色苍白、脉搏跳动加速、精神状态不好等症状。

28.【答案】C

【考点】常规的定义

【解析】常规是指幼儿在幼儿园进行的各种活动中应该遵守的基本行为规范,包括生活常规和教育常规。

29.【答案】A

【考点】儿童各种行为习惯建立的关键期

【解析】2～4岁是儿童各种行为习惯建立的关键期。

30.【答案】C

【考点】幼儿园环境的定义

【解析】幼儿园环境是指在学前儿童本身之外的,影响学前儿童发展或者受学前儿童发展影响的幼儿园中的一切外部条件和事件。

二、简答题

31.(1)提供适宜的视觉刺激,促进儿童视觉发展。

(2)科学用眼,预防近视。

(3)定期检测视力。

32.幼儿大脑和神经系统高速发育,主要表现为以下两个方面:

(1)脑重量的快速增加。脑细胞数量增多,细胞体积增大,神经突触数量增多,3岁时脑重量约为成人脑重量的80%。

(2)大脑功能增强。幼儿在注意力、记忆力、思维、想象等方面取得长足进步。

33.多动症的临床表现主要为:活动过多;注意力不集中;冲动任性;学习困难。

34.(1)脂肪含量高(40%～70%),含大量必需脂肪酸,特别是卵磷脂含量丰富,具有补脑健脑作用。

(2)蛋白质含量较丰富,多数坚果的蛋白质含量达15%～30%,接近大豆类食品。

(3)坚果是维生素E和B族维生素的良好来源,但其不含维生素C、维生素A、维生素D。

(4)含铁、锌、锰、铜等矿物质较多。

35.(1)幼儿园各项安全工作应定岗、定人,每项工作要有专人负责和管理,并做到职责清晰,分工明确。

(2)成立以园长为组长的安全工作小组。

(3)建立安全预警机制和突发事件应急预案。

36.(1)坚持作息时间的一致性和灵活性。

(2)保证各种活动时间充足,并给予幼儿一定的自由度。

(3)精心安排过渡环节。

(4)重视常规养成。

三、论述题

37.孤独症又称自闭症,是以交流障碍、语言障碍和行为异常为特征的发育障碍性疾病。发病多见于2～3岁的幼儿,病因和发病机理至今尚不清楚。

(1)症状。① 社会交往障碍。不能与周围人群(包括父母)进行交往,回避目光接触,对人和声音缺乏兴趣和反应,喜欢独自玩耍,对父母不依恋,不愿意与人亲近,明显缺乏社会情绪反应,遇到困难不会寻求支持。② 交流障碍。患儿言语交流存在明显障碍,包括语言理解力和语言表达能力。只会"鹦鹉学舌",刻板重复一些词语,常用错语法结构和人称代词,言语的声调、速度、节律、重音等方面异常。非言语交流也有障碍,患儿常以哭或尖叫表达不舒适或需要,表情显得漠然,很少用点头、摇头、摆手等动作来表达自己的意愿。③行为异常,表现为兴趣狭窄及刻板重复。如对一般儿童所喜爱的玩具和游戏缺乏兴趣,而对一些通常不作为玩具的物品却特别感兴趣,如车轮、瓶盖等圆的可旋转的东西。患儿行为刻板,喜欢重复某一动作和姿势,要求物品放在固定位置,出门非要走同一条路线不可,长时间内只吃少数几种食物等。

（2）训练方法。目前,孤独症治疗没有特效药物。临床主张早发现、早干预,以非药物治疗为主,重点是提高患儿生活自理能力和生存能力,以回归社会作为治疗目标。针对儿童的语言、运动、认知、感知觉等进行专业训练,逐步提高孩子的能力。这些训练通常在专门的治疗机构进行。

38. 指导和帮助幼儿养成生活与卫生习惯应把握以下几个关键点:

（1）生活与卫生习惯养成是一个循序渐进的过程。在习惯养成过程中,应从简单和容易做的习惯训练入手,随着幼儿能力的发展再逐步提高要求和增加内容,让幼儿体验成功并愿意按要求做。

（2）生活与卫生习惯养成需要反复强化并保持要求的一致性。行为是不断刺激强化的结果,习惯的养成需要反复强化,并进行不间断的练习和获得成功体验,从而促使行为巩固并保持下来。对幼儿而言,习惯的养成应贯穿整个学前阶段和生活的全程。同时,习惯养成过程中要求的一致性也很重要。班级所有教师（主班教师、副班教师、保育员）和家长在幼儿生活卫生习惯养成中应要求一致,以避免幼儿不知所措。

（3）正确的教育是习惯养成的关键。在幼儿的习惯养成过程中,示范、体验、理解、不断实践、内化等行为学习过程非常重要。教师要注意教育的方式方法,多采用正面教育,多给幼儿鼓励和肯定,使幼儿在成功体验的基础上自愿将好的行为保持下去。同时,开展多形式的教学活动,如唱儿歌、讲故事、做游戏、角色扮演、榜样模仿、图解、讨论等,通过集体教学、小组教学和个别指导等多种方式帮助幼儿养成好的生活与卫生习惯。

四、案例分析题

39.（1）主班教师说得对。热敷常用于儿童外伤后的消肿、保暖和解除痉挛。其作用机理是通过局部加热,促进血管扩张、血流加速,从而减轻局部组织的充血,加快皮肤下淤血的吸收,达到消肿作用。另外,热敷还有松弛局部肌肉、肌腱及韧带,解除因肌肉痉挛、强直而引起的疼痛等作用。冷敷通常用在外伤出血刚发生不久,如儿童鼻出血、摔伤后皮肤淤青等。冷敷的作用是借助冷刺激促进毛细血管收缩,减少出血,减轻局部疼痛。

（2）冷敷的方法:① 用冷水将毛巾浸湿,叠成小方块敷在受伤部位,如鼻出血时将冷毛巾敷在前额处。② 将冰块捣碎装在塑料袋中扎紧,再用毛巾包裹塑料袋,放置在受伤部位。冷敷一般是在伤后马上使用。后颈、前胸、腹部、脚心等敏感部位不宜冷敷。

40.（1）爷爷、奶奶的做法是错误的。

（2）① 食物多样,谷类为主;

② 多吃新鲜蔬菜和水果;

③ 经常吃适量的鱼、禽、蛋、瘦肉;

④ 每天饮奶,常吃大豆及其制品;

⑤ 膳食清淡少盐,正确选择零食,少喝含糖高的饮料;

⑥ 食量与体力活动要匹配,保证正常体重增长;

⑦ 不挑食、不偏食,培养良好饮食习惯;

⑧ 吃清洁卫生、未变质的食物。

郑重声明

高等教育出版社依法对本书享有专有出版权。任何未经许可的复制、销售行为均违反《中华人民共和国著作权法》，其行为人将承担相应的民事责任和行政责任；构成犯罪的，将被依法追究刑事责任。为了维护市场秩序，保护读者的合法权益，避免读者误用盗版书造成不良后果，我社将配合行政执法部门和司法机关对违法犯罪的单位和个人进行严厉打击。社会各界人士如发现上述侵权行为，希望及时举报，我社将奖励举报有功人员。

反盗版举报电话　（010）58581999　58582371

反盗版举报邮箱　dd@hep.com.cn

通信地址　北京市西城区德外大街4号　高等教育出版社法律事务部

邮政编码　100120

读者意见反馈

为收集对教材的意见建议，进一步完善教材编写并做好服务工作，读者可将对本教材的意见建议通过如下渠道反馈至我社。

咨询电话　400-810-0598

反馈邮箱　gjdzfwb@pub.hep.cn

通信地址　北京市朝阳区惠新东街4号富盛大厦1座
　　　　　高等教育出版社总编辑办公室

邮政编码　100029

防伪查询说明

用户购书后刮开封底防伪涂层，使用手机微信等软件扫描二维码，会跳转至防伪查询网页，获得所购图书详细信息。

防伪客服电话　（010）58582300